国家出版基金项目
NATIONAL PUBLICATION FOUNDATION

中国中药资源大典
——中药材系列

中药材生产加工适宜技术丛书
中药材产业扶贫计划

续断生产加工适宜技术

总 主 编　黄璐琦

主　　编　杨天梅　左应梅

副 主 编　张金渝　杨美权　杨维泽

中国医药科技出版社

内 容 提 要

《中药材生产加工适宜技术丛书》以全国第四次中药资源普查工作作为抓手，系统整理我国中药材栽培加工的传统及特色技术，旨在科学指导、普及中药材种植及产地加工，规范中药材种植产业。本书为续断生产加工适宜技术，包括：概述、续断药用资源、续断栽培技术、续断药材质量评价、续断现代研究与应用等内容。本书适合中药种植户及中药材生产加工企业参考使用。

图书在版编目（CIP）数据

续断生产加工适宜技术 / 杨天梅，左应梅主编 . — 北京：中国医药科技出版社，2018.5

（中国中药资源大典 . 中药材系列 . 中药材生产加工适宜技术丛书）

ISBN 978-7-5067-9970-6

Ⅰ . ①续… Ⅱ . ①杨… ②左… Ⅲ . ①续断—中药加工 Ⅳ . ① R282.71

中国版本图书馆 CIP 数据核字（2018）第 025392 号

美术编辑 陈君杞

版式设计 锋尚设计

出版 中国医药科技出版社

地址 北京市海淀区文慧园北路甲 22 号

邮编 100082

电话 发行：010-62227427 邮购：010-62236938

网址 www.cmstp.com

规格 710×1000mm ¹/₁₆

印张 7¹/₄

字数 66 千字

版次 2018 年 5 月第 1 版

印次 2018 年 5 月第 1 次印刷

印刷 北京盛通印刷股份有限公司

经销 全国各地新华书店

书号 ISBN 978-7-5067-9970-6

定价 38.00 元

中药材生产加工适宜技术丛书
—— 编委会 ——

总 主 编 黄璐琦

副 主 编 （按姓氏笔画排序）

王晓琴　王惠珍　韦荣昌　韦树根　左应梅　叩根来
白吉庆　吕惠珍　朱田田　乔永刚　刘根喜　闫敬来
江维克　李石清　李青苗　李旻辉　李晓琳　杨　野
杨天梅　杨太新　杨绍兵　杨美权　杨维泽　肖承鸿
吴　萍　张　美　张　强　张水寒　张亚玉　张金渝
张春红　张春椿　陈乃富　陈铁柱　陈清平　陈随清
范世明　范慧艳　周　涛　郑玉光　赵云生　赵军宁
胡　平　胡本祥　俞　冰　袁　强　晋　玲　贾守宁
夏燕莉　郭兰萍　郭俊霞　葛淑俊　温春秀　谢晓亮
蔡子平　滕训辉　瞿显友

编　　委 （按姓氏笔画排序）

王利丽　付金娥　刘大会　刘灵娣　刘峰华　刘爱朋
许　亮　严　辉　苏秀红　杜　弢　李　锋　李万明
李军茹　李效贤　李隆云　杨　光　杨晶凡　汪　娟
张　娜　张　婷　张小波　张水利　张顺捷　林树坤
周先建　赵　峰　胡忠庆　钟　灿　黄雪彦　彭　励
韩邦兴　程　蒙　谢　景　谢小龙　雷振宏

学术秘书 程　蒙

本书编委会

主　　编　杨天梅　左应梅

副 主 编　张金渝　杨美权　杨维泽

编写人员　（按姓氏笔画排序）

邓先能（云南省农业科学院药用植物研究所）

许宗亮（云南省农业科学院药用植物研究所）

苏碧玉（大理州农科院药用植物及农业新技术研究所）

李贵勇（云南省农业科学院粮食作物研究所）

李铁梅（维西县农畜产品开发公司）

李新华（云南省怒江傈僳族自治州贡山独龙族怒族自
治县普拉底乡农业综合服务中心）

杨　斌（云南省农业科学院药用植物研究所）

杨明英（云南省农业科学院农业环境资源研究所）

杨绍兵（云南省农业科学院药用植物研究所）

张金莲（大理州农科院药用植物及农业新技术研究所）

金　航（云南省农业科学院药用植物研究所）

赵安洁（云南省农业科学院药用植物研究所）

郭乔仪（楚雄技师学院）

浦恩达（云南省农业科学院）

简邦丽（云南省临沧市云县农业局农业技术推广站）

序

　　我国是最早开始药用植物人工栽培的国家，中药材使用栽培历史悠久。目前，中药材生产技术较为成熟的品种有200余种。我国劳动人民在长期实践中积累了丰富的中药种植管理经验，形成了一系列实用、有特色的栽培加工方法。这些源于民间、简单实用的中药材生产加工适宜技术，被药农广泛接受。这些技术多为实践中的有效经验，经过长期实践，兼具经济性和可操作性，也带有鲜明的地方特色，是中药资源发展的宝贵财富和有力支撑。

　　基层中药材生产加工适宜技术也存在技术水平、操作规范、生产效果参差不齐问题，研究基础也较薄弱；受限于信息渠道相对闭塞，技术交流和推广不广泛，效率和效益也不很高。这些问题导致许多中药材生产加工技术只在较小范围内使用，不利于价值发挥，也不利于技术提升。因此，中药材生产加工适宜技术的收集、汇总工作显得更加重要，并且需要搭建沟通、传播平台，引入科研力量，结合现代科学技术手段，开展适宜技术研究论证与开发升级，在此基础上进行推广，使其优势技术得到充分的发挥与应用。

　　《中药材生产加工适宜技术》系列丛书正是在这样的背景下组织编撰的。该书以我院中药资源中心专家为主体，他们以中药资源动态监测信息和技术服

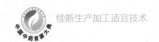

务体系的工作为基础，编写整理了百余种常用大宗中药材的生产加工适宜技术。全书从中药材的种植、采收、加工等方面进行介绍，指导中药材生产，旨在促进中药资源的可持续发展，提高中药资源利用效率，保护生物多样性和生态环境，推进生态文明建设。

丛书的出版有利于促进中药种植技术的提升，对改善中药材的生产方式，促进中药资源产业发展，促进中药材规范化种植，提升中药材质量具有指导意义。本书适合中药栽培专业学生及基层药农阅读，也希望编写组广泛听取吸纳药农宝贵经验，不断丰富技术内容。

书将付梓，先睹为悦，谨以上言，以斯充序。

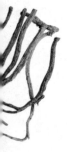

中国中医科学院　院长

中　国　工　程　院　院士　张伯礼

丁酉秋于东直门

总 前 言

中药材是中医药事业传承和发展的物质基础，是关系国计民生的战略性资源。中药材保护和发展得到了党中央、国务院的高度重视，一系列促进中药材发展的法律规划的颁布，如《中华人民共和国中医药法》的颁布，为野生资源保护和中药材规范化种植养殖提供了法律依据；《中医药发展战略规划纲要（2016—2030年）》提出推进"中药材规范化种植养殖"战略布局；《中药材保护和发展规划（2015—2020年）》对我国中药材资源保护和中药材产业发展进行了全面部署。

中药材生产和加工是中药产业发展的"第一关"，对保证中药供给和质量安全起着最为关键的作用。影响中药材质量的问题也最为复杂，存在种源、环境因子、种植技术、加工工艺等多个环节影响，是我国中医药管理的重点和难点。多数中药材规模化种植历史不超过30年，所积累的生产经验和研究资料严重不足。中药材科学种植还需要大量的研究和长期的实践。

中药材质量上存在特殊性，不能单纯考虑产量问题，不能简单复制农业经验。中药材生产必须强调道地药材，需要优良的品种遗传，特定的生态环境条件和适宜的栽培加工技术。为了推动中药材生产现代化，我与我的团队承担了

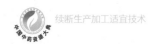

农业部现代农业产业技术体系"中药材产业技术体系"建设任务。结合国家中医药管理局建立的全国中药资源动态监测体系，致力于收集、整理中药材生产加工适宜技术。这些适宜技术限于信息沟通渠道闭塞，并未能得到很好的推广和应用。

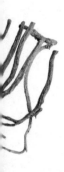

本丛书在第四次全国中药资源普查试点工作的基础下，历时三年，从药用资源分布、栽培技术、特色适宜技术、药材质量、现代应用与研究五个方面系统收集、整理了近百个品种全国范围内二十年来的生产加工适宜技术。这些适宜技术多源于基层，简单实用、被老百姓广泛接受，且经过长期实践、能够充分利用土地或其他资源。一些适宜技术尤其适用于经济欠发达的偏远地区和生态脆弱区的中药材栽培，这些地方农民收入来源较少，适宜技术推广有助于该地区实现精准扶贫。一些适宜技术提供了中药材生产的机械化解决方案，或者解决珍稀濒危资源繁育问题，为中药资源绿色可持续发展提供技术支持。

本套丛书以品种分册，参与编写的作者均为第四次全国中药资源普查中各省中药原料质量监测和技术服务中心的主任或一线专家、具有丰富种植经验的中药农业专家。在编写过程中，专家们查阅大量文献资料结合普查及自身经验，几经会议讨论，数易其稿。书稿完成后，我们又组织药用植物专家、农学家对书中所涉及植物分类检索表、农业病虫害及用药等内容进行审核确定，最终形成《中药材生产加工适宜技术》系列丛书。

在此，感谢各承担单位和审稿专家严谨、认真的工作，使得本套丛书最终付梓。希望本套丛书的出版，能对正在进行中药农业生产的地区及从业人员，有一些切实的参考价值；对规范和建立统一的中药材种植、采收、加工及检验的质量标准有一点实际的推动。

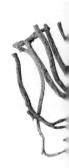

2017年11月24日

3

前　言

　　续断是我国常用传统的中药材，是许多重要传统中成药的主要组成，由于长期以来不合理的利用方式，致使续断野生资源枯竭，人工种植迫在眉睫。而由于续断人工驯化时间短、种子萌发率低、种植管理粗放、生产效益不高，严重制约了续断种植业的可持续发展。

　　在丛书总主编领导下，本书汇集了一批长期从事续断种植技术研究的专家，以多年研究实践为基础，从续断药材的生物学分类鉴别着手，考证了其历史沿革，叙述了其最新研究概况、生物学特性、生长发育规律；介绍了其功能主治、药理药效、植物化学成分和鉴别；着重叙述了续断种植技术和产地初加工技术，并对市场动态及应用前景进行了简单分析，是目前有关续断种植方面较为全面的种植技术类图书。随着我国生物医药产业的迅猛发展，跨越式发展中药材种植产业方兴未艾，适应生物医药产业的可持续发展趋势尤显，尤其是实施精准扶贫对中药材生产加工适宜技术的迫切需要，本书出版正当时宜。

　　由于编者水平所限，疏漏错误之处，希望读者给予批评指正。

编者

2018年1月

目　录

第1章

概　述

续断为川续断科植物川续断*Dipsacus asper* Wall. ex Henry的干燥根。属于我国常用中药材，史载于《神农本草经》，列为上品。续断药用部位为根，具有补肝肾、强筋骨、行血脉、续折伤等功效。其名就因能"续折接骨"而得来。续断主要用于治疗肝肾不足的腰背酸痛、遗精、足膝无力，肝肾亏虚的胎漏、崩漏、带下，跌打损伤，金疮，痔漏，痈疽疮肿等证，为内科补肝肾、妇科止崩漏、伤科疗折伤之要药。用到续断的中药方剂有400余个，续断的高药用价值、独特的疗效以及用途的拓宽，使其逐渐为国内外医药市场所青睐。我国许多大型制药集团（厂）以续断为主要原料配伍开发了大量的新药、特药，如鹿茸续断散、麝香接骨胶囊、仙灵骨葆胶囊、宫血净颗粒、尪痹颗粒、壮骨关节丸等，约有267个品种。《中国药典》2015年版收载的就有天和追风膏、天紫红女金胶囊、艾附暖宫丸、孕康颗粒、全鹿丸等20余种。续断具有复杂多样的化学成分，主要包括三萜及其苷类化合物、环烯醚萜苷类化合物、生物碱类化合物和挥发油类化合物等。续断因具有抗骨质疏松、降脂、抗氧化作用、抗衰老、抗病毒、消炎、类雌激素和孕激素样等药理作用而逐渐受到广泛关注。随着中医药的不断开发利用，续断作为一种重要的中药原料，蕴涵着巨大的市场潜力。

续断为多年生草本植物，适应环境的能力较强，在路边、荒地都能生长。目前续断药材主要来源于野生的川续断资源，随着续断药材需求量的日益增加，野生川续断资源已逐渐不能满足市场的需要，人们对人工栽培续断越来越重视。虽然，目前续断的人工驯化栽培刚刚起步，但续断的种植面积已达几百万亩。不少科研工作者也开展了川续断生物学特性、栽培、快繁、光合特性的研究，并取得了一些初步成果。

续断具有很高的药用价值，能抗骨质疏松，促进骨损伤愈合、降低子宫的收缩活性、收缩幅度和张力的作用，对肺炎双球菌有抑菌作用、抗炎作用、抗氧化、抗衰老作用、有抗维生素E缺乏症等作用。临床上续断主要是用于骨折、骨质增生、跌打损伤、腰膝酸痛、风湿痛、先兆流产，功能性子宫出血、白带、胎动不安、遗精、尿频等症。尤其在抗骨质疏松，抗骨折及产科用药等方面具有明确的生理活性；续断是骨伤科、风湿疼痛科等必备常用中药。每年都有上千吨续断商品加工成中药饮片或作为中成药的原料，应用于人们康复保健事业中。

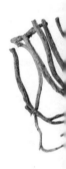

第2章

续断药用资源

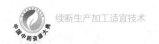

一、植物学形态特征及分类检索

（一）形态特征

续断为川续断科植物川续断*Dipsacus asper* Wall. ex Henry的干燥根。续断是多年生草本植物，高达2m；主根1条或在根茎上生出数条，呈圆柱形，黄褐色，稍肉质；茎中空，具6～8条棱，棱上疏生下弯粗短的硬刺。基生叶稀疏丛生，叶片琴状羽裂，长为15～25cm，宽为5～20cm，顶端裂片大，呈卵形，长达15cm，宽9cm，两侧裂片3～4对，侧裂片一般为倒卵形或匙形，叶面被白色刺毛或乳头状刺毛，背面沿脉密被刺毛；叶柄长可达25cm；茎生叶在茎之中下部为羽状深裂，中裂片披针形，长11cm，宽5cm，先端渐尖，边缘具疏粗锯齿，侧裂片2～4对，呈披针形或长圆形，基生叶和下部的茎生叶具长柄，向上叶柄渐短，上部叶披针形，不裂或基部3裂。头状花序球形，直径为2～3cm，总花梗长达55cm；总苞片5～7枚，呈叶状、披针形或线形，被硬毛；小苞片呈倒卵形，长为0.7～1.1cm，先端稍平截，被短柔毛，具长0.3～0.4cm的喙尖，喙尖两侧密生刺毛或稀疏刺毛，稀被短毛；小总苞呈四棱倒卵柱状、每个侧面具两条纵沟；花萼呈四棱、皿状、长约0.1cm、不裂或4浅裂至深裂，外面被短毛；花冠为淡黄色或白色，花冠管长0.9～1.1cm，基部狭缩成细管，顶端4裂，1裂片稍大，外面被短柔毛；雄蕊4个，着生于花冠管上，明显超出花冠，花

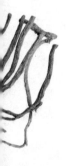

丝扁平，花药呈椭圆形，为紫色；子房下位，花柱通常短于雄蕊，柱头呈短棒状。瘦果呈倒卵柱状，包藏于小总苞内，长约0.4cm，仅顶端外露于小总苞外。花期为7～9月，果期为9～11月。

（二）分类检索

1. 川续断科的分类检索

续断为川续断科植物，该科植物多为一年生、二年生或多年生草本植物，有时成亚灌木状，稀为灌木；茎光滑、被长柔毛或有刺，少数具腺毛。叶通常对生，有时轮生，基部相连；无托叶；单叶全缘或有锯齿、浅裂至深裂，很少成羽状复叶。花序为一密集具总苞的头状花序或为间断的穗状轮伞花序，有时成疏松聚伞圆锥花序；花生于伸长或球形花托上，花托具鳞片状小苞片或毛；两性，两侧对称，同形或边缘花与中央花异形，每花外围有由2个小苞片结合形成的小总苞副萼，小总苞萼管状，具沟孔或棱脊，有时成囊状，包于花外，檐部具膜质的冠、刚毛或齿，极少具2层小总苞；花萼整齐，杯状或不整齐筒状，上口斜裂，边缘有刺或全裂成具5～20条针刺状或羽毛状刚毛，成放射状；花冠合生成漏斗状，4～5裂，裂片稍不等大或成二唇形，上唇2裂片较下唇3裂片为短，在芽中成覆瓦状排列；雄蕊4枚，有时因退化成2枚，着生在花冠管上，和花冠裂片互生，花药2室，纵裂；子房下位，2心皮合生，1室，包于宿存的小总苞内，花柱线形，柱头单一或2裂，胚珠1枚，倒生，悬垂于室顶。瘦

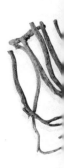

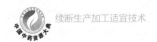
果包于小总苞内，顶端常冠以宿存的萼裂；种子下垂，种皮膜质，具少量肉质胚乳，胚直伸，子叶细长或成卵形。

本科（包括双参科Triplostegiaceae和刺参科Morinaceae）约有12属，300余种；主产地中海区、亚洲及非洲南部。我国产7属30余种5变种，主要分布于东北、华北、西北、西南及台湾等地。本科是一个小科，经济植物有拉毛果，为纺织业必不可少的起绒原料；川续断、大花双参、匙叶翼首花、圆萼刺参等根可入药，此外华北蓝盆花、紫盆花等均可栽培，供观赏用。

川续断科植物的形态特征检索表

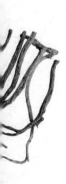

1　花为疏松聚伞圆锥花序，较小，近辐射对称；小总苞2层，4裂，合生成囊状 ………………………………………………………………………………… **双参族**

1　头状花序或轮伞花序。

　2　轮伞花序间断成穗状或紧缩成假头状花序；花冠二唇形；叶缘、总苞苞片边缘、小总苞、花萼均具细长齿刺；瘦果和小总苞分离 …………… **刺参族**

　2　头状花序；植物体具刺或无刺；萼膜质或刚毛状；小总苞萼状，常具冠部 ………………………………………………………………………………… **蓝盆花族**

　　3　植物体具刺；头状花序成球形或长椭圆形；花近辐射对称；小总苞一般无明显冠檐 ……………………………………………………………… **川续断属**

　　3　植物体不具刺；小总苞多少有冠檐。

4 花萼至少8裂或多裂，裂片羽毛状或针刺状，脱落 ⋯⋯⋯⋯⋯⋯⋯⋯⋯⋯ **翼首花属**

4 花萼5裂，裂片针刺状，宿存 ⋯⋯⋯⋯⋯⋯⋯⋯⋯⋯⋯⋯⋯⋯⋯⋯ **蓝盆花属**

2. 川续断属植物的分类检索

续断为川续断属植物，该属植物为二年生或多年生草本；茎直立，具棱和沟，棱上通常具短刺或刺毛。基生叶具长柄，不分裂，3裂或羽状深裂，叶缘常具齿或浅裂；茎生叶对生，具柄或无，常为3～5裂，也有羽状深裂或不分裂的；叶两面常被刺毛，少数种类光滑无刺毛或具乳头状刺毛。头状花序呈长椭圆形、球形或卵圆形，顶生，基部具叶状总苞片1～2层，直伸或扩展，花序轴具多数苞片，小苞片顶端具喙尖；每朵两性花从一个小苞片内侧伸出；花萼整齐，浅盘状，顶端4裂，具白色柔毛；花冠呈白色、淡黄色、紫红色或黑紫色，基部常紧缩成细管状，顶端4裂，裂片不相等；雄蕊4支，着生在花冠管上，与花冠裂片互生；雌蕊由2心皮组成，子房下位，包于囊状小总苞内，1室，内含1倒生胚珠，悬于顶部，花柱线形，柱头斜生或侧生。瘦果藏于革质的囊状小总苞内（果皮与小总苞稍合生），小总苞具4～8棱，瘦果顶端具宿存萼。种子具薄膜质种皮，胚被肉质胚乳所包。

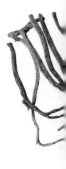

该属植物约20余种，主要分布于欧洲、北非和亚洲。我国有9种1变种，其中2种为栽培种。主产西南各省区。本属植物的根、叶大多可入药，具有补肝肾、强筋骨、通血脉、利关节、破瘀、止痛解毒的功效。

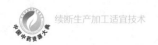

川续断属植物的形态特征检索表

1 茎生叶为单叶对生，两面粗糙，具乳头状刺毛；花淡黄色，花冠管基部的细管明显，长0.3～0.5cm ……………………………………… 劲直续断*D.icermis Wall*

1 茎生叶常为3～5裂或羽状裂或羽状全裂。

  2 头状花序直径小于4cm。

    3 叶面被白色刺毛或疏被乳头状刺毛，背面沿脉被钩刺和白色刺毛。

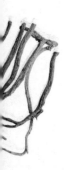

      4 茎棱上具较密的钩刺，叶面被白色刺毛，背面脉上具疏钩刺，无乳头状刺毛；花常为紫红色，花冠漏斗状，花冠管基部的细管明显，长0.5～0.8cm ……………………………… 日本续断*D.japonicaus*

      4 茎棱上疏具下弯粗硬刺，叶面密被白色刺毛或乳头状刺毛，背面脉上密被刺毛；花冠管窄漏斗状，长0.9～1.1cm

        5 有基生叶，花冠黄色或淡黄色或白色

          6 基生叶非丛生 ……………………… 大理续断*D.daliensis*

          6 基生叶丛生 …………………………… 川续断*D.asper*

        5 无基生叶，花冠蓝色 ……………… 蓝花续断*D.cyanocapitatus*

    3 叶仅上面疏被白色短刺毛或近无毛。背面光滑，脉上不具钩刺和刺毛。

      7 花黄白色，花冠管长1～1.4cm，基部的细管长0.2～0.3cm

      …………………………… 天目山续断*D.tienmnensis*

7　花深紫色，花冠管长0.6～0.8cm，基部的细管长0.1～0.2cm。

8　小苞片倒卵形，长0.8～1cm，顶端喙长0.3cm，喙尖两侧具粗刺毛

………………………………………………………… 涪陵续断 *D.fulingensis*

8　小苞片方状倒卵形，长0.6～0.8cm，顶端喙尖长0.1～0.2cm，喙尖两侧无刺毛

或仅基部被白色短毛 ………………………… 深紫续断 *D.atropurpureus*

2　头状花序直径4cm以上。

9　植株粗壮，高100～200cm；叶裂片较大；小苞片先端喙尖直立

………………………………………………………… 大头续断 *D.chinensis*

9　植株细弱，高不过100cm；叶裂片较小；小苞片先端喙尖弯曲

………………………………………………………… 丽江续断 *D.lijiangensis*

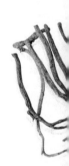

二、生物学特性

续断的生物学特性是续断栽培和育种必须了解的基本内容，主要包括生态习性、生长发育规律、种子生长发育特性以及繁殖特性。

（一）生态习性

生态习性是续断与环境长期相互作用下所形成的固有适应属性，主要包括地形条件、气候条件以及土壤养分等因子。

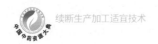
1. 地形条件

地形对植物的影响取决于它的垂直高度、坡地的方位以及山地的倾斜度。在山地，温度从下向上降低，山越高温度越低；降水在一定范围内有增加的趋势，但超过某一限度（这一高度称为最大降水量高度），降水量又逐渐减少，或者以另一种降水形式出现。在山地光照和风的条件也有所改变。所有这些变化都影响着植物的生长、分布和形态。山坡的朝向，如南坡和北坡因为接收到的太阳辐射的不同，可以观察植物生长发育和形态上的差异。续断为喜阳植物，性喜凉爽、湿润的高寒山区环境，耐寒忌高温，野生续断常生于沟边、山坡草丛、林缘和田野路旁。栽培续断以坡度小于25°的坡地，坡向以东南至西北方向为佳。

2. 气候条件

续断喜温和湿润的中山和温凉潮湿的高山气候环境，适宜在年均温0～15℃，≥10℃的年活动积温3000℃以下，年日照时数1200～1400小时，相对湿度83%以上，年均降水量1100mm以上，无霜期280天左右的气候条件下生长。

3. 对土壤及养分的要求

续断对土壤的适应范围广，对土壤要求不严，但以排灌良好、保水保肥力较强、土层深厚、疏松肥沃、含腐殖质丰富、酸碱反应呈中性的砂质土壤或壤土种植为佳，尤其是山地油砂土、夹砂土、黑泡土等会使植株生长良好，根系粗大、品质好。积水地、黏土地不宜种植；土壤板结、肥力低的生地种植，地

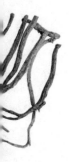

下根茎分叉严重，影响药材的质量，且在阴雨天气中容易发生根腐病。苗期可与玉米、油菜、麦类、果树、经济林等农林作物进行套种。

（二）种子萌发特性

续断种子具有休眠的特性，最适宜的萌发温度是20～25℃，发芽率可达76.50%。

1. 种子繁殖特性

种子繁殖是续断生产上最常用的繁殖方法。续断种子成熟期不一致，要分批采收，一般于9月下旬至11月上中旬，待续断果序呈黄绿色、较饱满时，可将整个果球采回，采收时间一定要及时，否则熟后容易脱落散失。将种果采回，至阴凉通风处后熟数天，再晒干或晾干。抖出种子，除去杂质，放室内干燥处保存，待播种。

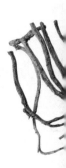

2. 种子萌发的影响因素

植物种子的萌发除了本身要具备内在条件以外，外部环境条件也起着关键性的作用，包括充足的水分、适宜的温度、光照等。

（1）温度对续断种子萌发的影响　温度作为外界条件对种子的萌发起着至关重要的作用，不同温度条件下，种子表面结构和种子内部某些物质（如酶等）的化学结构及性质会随之变化，而这些物质变化影响着种子的萌发。续断种子在中温条件下发芽情况较好，属于中温萌发型，其最佳的发芽温度是

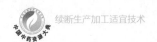

20～25℃，35℃以上的高温对续断种子具有抑制作用。这符合续断喜温暖湿润，忌高温的生物学特性。因此，在实际生产中，续断可于3月份春播、6月份夏播或11月份秋播。

（2）光照对续断种子萌发的影响　种子萌发对光照条件的不同反应是植物在长期进化过程中对生存环境产生的生态适应。续断在全光照和无光照条件下都能萌发，但萌发的开始时间和萌发高峰期都不同。在全光照条件下，种子第3天开始萌发，第5天达到萌发高峰期；而在黑暗条件下，种子第4天开始萌发，第9天才达到萌发高峰期。因此，续断种子的萌发需要光照，光照能提高种子发芽的整齐度，有利于幼苗的生长。

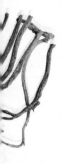

（3）土壤含水量对续断种子萌发的影响　根据杨斌对续断种子适宜萌发条件的研究表明：土壤含水量对续断种子的发芽率有显著影响。土壤含水量为10%～30%时，土壤含水量越高，种子发芽率越低。土壤含水量为30%时，种子发芽率仅为37.00%±1.00%；土壤含水量下降到20%时，种子发芽率增加到64.00%±2.65%；土壤含水量下降到10%时，种子发芽率最高，为88.33%±1.15%，且与其他处理有极显著差异（$P < 0.01$）。土壤含水量不同，种子萌发所需的时间和萌发高峰也不同。土壤含水量为10%时的种子萌发最快，播种后第2天种子即开始萌发，而随着土壤含水量增加，种子所需的萌发时间逐步增加，到土壤含水量为30%时，播种后第7天种子才开始萌发；土壤含水量为10%和15%的种子都是在

第6天达到萌发高峰期，而随着土壤含水量增加，种子萌发高峰期逐步推迟，到土壤含水量为30%时，在第14天才达到萌发高峰期。因此，续断种子萌发的适宜土壤含水量为10%，在此条件下种子的发芽率高，且萌发较整齐。

（4）覆土厚度对续断种子出苗的影响　　根据杨斌对续断种子适宜萌发条件的研究表明：续断种子播种后，不同覆土厚度对川续断种子的出苗率有较大影响。覆土厚度为1.0cm时种子的出苗率最高，为94.33%±2.52%；随着覆土厚度增加，续断种子的出苗率相应降低，当覆土厚度为5.0cm时，续断种子的出苗率最低，为34.67%±3.06%。覆土厚度对种子出苗时间和出苗高峰期也有较大影响，随着覆土厚度增加，种子的出苗时间和出苗高峰期会延迟。覆土厚度为1.0cm的种子第9天开始出苗，出苗时间较早，第11天达到出苗高峰。覆土厚度为2.0cm和3.0cm的种子出苗的时间和高峰期一致，都是在第11天开始出苗，第13天达到出苗高峰期。覆土厚度为4.0cm的种子第13天开始出苗，第16天达出苗高峰期。覆土厚度为5.0cm的种子出苗时间最晚，第14天才开始出苗，第17天达出苗高峰期。因此，续断种子播种后的适宜覆土厚度为1.0cm。

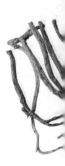

（5）赤霉素对续断种子萌发的影响　　赤霉素（GA₃）作为一种高效能广谱性植物生长促进物质，可以迅速打破种子的休眠，刺激糊粉层细胞合成蛋白酶，促进核糖核酸酶及葡聚糖酶的分泌，促进种子的萌发，提高种子的活力。不同浓度的赤霉素对断续种子的萌发具有促进作用。当赤霉素的浓度为300mg/L

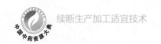

时，续断种子的发芽率和发芽势都达到最高。

三、生长发育规律

续断为多年生草本，生命周期一般为2～3年，3年以后开始木质化。续断整个生命周期从种子萌发开始，可以划分为种子萌发期、营养生长期、生殖生长期。

（一）种子萌发期

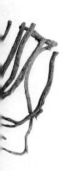

续断在室内3～5天就开始萌发，播到地里面需要10～20天出苗，春播和秋播出苗时间不同，春播一般在播后10～15天开始出苗，秋播一般在播后15～20天开始出苗。萌发初期由胚根形成1条或数条主根，呈圆柱状，稍肉质；由胚芽形成2片嫩叶，分蘖到5～6叶进入营养生长期，不过续断苗期生长缓慢，从播种到成苗（达到5叶龄），一般至少需要60天。

（二）营养生长期

当年只生长基生叶而不抽薹，因此不开花结实。秋末地上部分枯萎，地下部分可越冬，越冬后2～3月份植株开始生长，抽出茎叶，植株进入生殖生长期。

（三）生殖生长期

翌年6月中旬至7月上旬续断开始抽薹，7月下旬至8月中旬头状花序开始出现，8月份为续断的盛花期，9～10月为果实成熟期。不留种的植株，可视苗情

酌情打顶，以促进植株根系的生长。留种植株，9月下旬，种子陆续成熟，可

进行种子采收，结籽后老根木质化。

四、地理分布及资源变迁

（一）续断地理分布

我国有川续断科有7属30余种，其中供药用的有5属18种4变种，续断属共有

18种（包括2变种），有10种2变种可供药用，各个种分布情况，如表2-1所示。

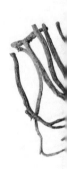

表2-1　续断属植物种类、资源分布及生境

序号	种类	拉丁名	主要分布地
1	川续断	*D.asper* Wall. ex Henry	分布长江以南各省，主产湖北西部、四川西南部和重庆东部，甘肃和陕西南部也有。湖北西部的巴东、长阳等县，川东地区的奉节、巫山等县，湖南的石门等地是其商品药材的主产地。生于海拔600～3000m的沟边、坡草丛、林缘和田野路旁
2	峨眉续断	*D. asperoides* C.Y.Cheng et T.M.Ai var. *omiensis* Z.T.Yin	四川峨眉山。生林内、路旁和草坡本品为川续断的一个变种，药用同续断，现在资源缺乏
3	康定续断	*D. kangdingensis* T.M.Ai et X.F.Feng	分布四川、重庆、贵州、云南东北部。生于海拔1000～2700m的山坡草地和灌丛中。本种根可作药用续断
4	大理续断	*D. daliensis* T.M.Ai	分布云南、贵州和四川西部。生于海拔1600～3500m的山坡、沟边和灌丛中。本种根可作药用续断药用
5	多裂续断	*D. daliensis* T.M.Ai var. *ultifidus* H.B.Chen	分布云南丽江、维西等地。本种是大理续断的变种，是地方用药
6	玉龙续断	*D. yulongensis* T.M.Ai et L.J.Yang	产云南丽江玉龙雪山。生于海拔2900m的路边草丛等地。本种在当地作续断药用

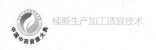

序号	种类	拉丁名	主要分布地
7	大头续断	*D. chinensis* Bat.	产四川、云南、西藏。生于海拔2800~4000m的灌丛草地、林缘路旁、沟边或河本种根较坚硬，不宜作续断用，但是果实在不少地区作巨胜子药用
8	丽江续断	*D. lijiangensis* T.M.Ai et H.B.Chen	产云南丽江。生于海拔2600m的山地。本品目前仅见于云南丽江地区，其根可作续断药用
9	日本续断	*D. japonicus* Miq.	除黑龙江、吉林、新疆、西藏、台湾、广东和海南岛外，广泛分布于其他各省区。生于海拔200~3200m的山坡草丛和路旁。本种比川续断分布更广，资源十分丰富。但本种根瘦如柴，木化程度很高，一般不作续断药用。不过，本种的果实在北方为中药"巨胜子"主要来源之一
10	深紫续断	*D. atropurpureus* C.Y.Cheng et T.M.Ai	分布四川南川。生于海拔1700m的荒坡草丛、稀疏灌丛下草地或沟边又名卢汉、陆汗。本种根可当续断药用，但本种分布区域小，资源有限，现多以栽培为主
11	天蓝续断	*D. azureus* Schrenk.	主要分布我国新疆边域地区
12	印度续断	*D. asper* Wall.cat.	我国西藏，印度东北部
13	涪陵续断	*D. fuling* C.Y.Cheng et T.M.Ai	重庆涪陵，本种作为续断药用
14	劲直续断	*D.inermis* Wall. in Roxb., Fl. Ind.	产云南、四川、贵州和湖南。生于山坡、沟边和灌丛中。分布于阿富汗、克什米尔和尼泊尔
15	滇藏续断	*D. inermis* var. *mitis*（D. Don）Y. Nasir in Fl. W. Pakist.	产云南西部和西藏。分布于阿富汗、喜马拉雅（自克什米尔至不丹）和缅甸

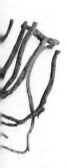

　　续断在高中山、中山、低中山和丘陵均有分布，在900~2700m的垂直分布区均能良好生长。宜在海拔1200~2500m的山区种植。在800m以下的低海拔处，初期生长虽正常，但生长到2~3年，地上茎叶等生长十分繁茂，根则停止生长、主根细小，须根较多，无法入药。凡气候炎热、干燥，土壤黏重、板

结的地方及低洼地续断植株均生长不良。当夏季气温高达35℃以上时，茎叶枯萎停止生长；容易遭受旱害，如遇多雨年份或潮湿环境，地下部分还易发病腐烂，造成减产。续断绝大多数生长在山坡、草丛、荒地，土壤较湿处或溪沟旁、阳坡草地也有生长，特别在山坡、比较荒芜的路边、田野草地中都可以见大面积分布。

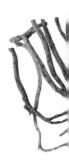

续断野生资源分布十分广泛，几乎全国范围内都有分布，主要分布于重庆、四川、湖北、湖南、云南、贵州、江西、河南、甘肃、西藏等省市，广东、广西、陕西南部、青海东部等也有分布。续断药材的主产地为四川省的凉山州西昌市、盐源县、会理；攀枝花市盐边、米易；湖北省的五峰、鹤峰、长阳、巴东、宜都、利川丫咸丰、兴山；重庆市的涪陵、奉节、巫山、巫溪；贵州省息烽、大方、织金、泥潭、贵阳；云南省永胜、鹤庆。以川、鄂为道地产区。近年来云南商品产量居其他地区之首。主产于昆明、安宁、嵩明、楚雄、江川、会泽、东川、盐津、大理、漾濞、禄劝、景东、蒙自、屏边、砚山、麻栗坡、双柏、永德、云县、泸水、维西、鹤庆、凤庆、丽江、中甸、德钦、贡山等地。

（二）续断资源变迁

据《神农本经》记载"续断生常山山谷，常山即恒山。"《汉书·地理志》："有常山郡。"张晏注："恒山在西，避文帝讳。"这是关于续断产地的最早文献资料。历代古本草中，续断基源极其混乱，有菊科的大蓟、唇形科的糙苏和川续断科的川续断等，不同品种，其产地各异。在《本草经集注》中，陶弘景共提到了三种齐梁时习用的续断品种。陶氏提到的第1种续断，实系桑寄生，据《神农本经》："生弘农川谷桑树上。"齐梁时多出彭城。陶氏提到的第2种续断是接骨木，《唐本草》谓"所在皆有之。"陶氏提到的第3种续断，即买麻藤，明言白广州来。《太平御览》引《广州记》曰："绑平县出续断"，当即是此。唐代所用续断，如糙苏、接骨木、大蓟，则"所在山谷皆有"。至于《御览》引《范子计然》："续断出三辅"，《千金翼方》"药出州土"记载"华州出续断"，三辅、华州皆属陕西，这是否即《本草蒙鉴》所称"落陕蜀最盛"的川续断，不能确考。宋代·苏颂《图经本草》介绍续断的产地："续断生常山山谷，今陕西、河中、兴元府、舒、越、晋州亦有之。"

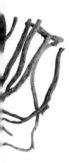

明代·兰茂《滇南本草》首先引入续断科植物作为续断入药，《滇南本草》曰："续断一名鼓槌草，又名和尚头。"又云："鼓槌草，独苗对叶，苗上开花似槌。"本书虽未有产地记载，但此书中药记载为云南分布的药材，可以推测续断在云南有分布。明代·李时珍《本草纲目》中提到"今用从川中来"，这表明产地在四川。清代·吴其浚《植物名实图考》记载"今滇中生一种续断，……今所用皆川中产。"这表明川续断在四川和云南有分布。

1995年的《中药材商品规格质量鉴别》记载："以湖北产量大，质量好，尤以鹤峰所产质量佳"。1996年的《中国药材学》记载："产于湖北、湖南、四川，江西、广东、陕西、云南等地亦产。以湖北产量最大，质量最好"。2010年的《金世元中药材传统鉴别经验》记载："以五峰、鹤峰产品质优，俗称五鹤续断"。

五、生态适宜分布区域与适宜种植区域

（一）生态学特征

续断喜较凉爽湿润的高山气候，耐寒，忌高温。种子萌发适宜温度为20~25℃，大田生长适宜温度为10~15℃。在降雨量集中的地区生长良好，生于海拔900~3000m的山坡草丛、沟边、林缘、荒地、田野路旁。适宜在年均温10~25℃，≥10℃的年活动积温3000℃以下，无霜期为270天以上，年日照时数在1200~1800小时。适宜年平均降雨量800~1500mm。

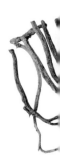

1. 土壤

续断种植对土壤要求不严，但以排水良好、土层深厚、疏松肥沃、含腐殖质丰富的微酸性（pH 3~6）、砂壤土或黏壤土为佳。在大泥土、灰泡土、黄筋土中均适宜生长。凡气候炎热、干燥，土壤黏重、板结的地方及低洼地均生长不良。

2. 水分

续断喜凉爽、湿润、水分适度的环境，既怕干旱又怕积水，土壤含水量过低，易造成茎叶失水，根系干枯而死，而土壤含水量过高则易发生病虫害，根

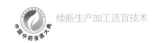

茎腐烂。要求种植区，降雨量集中在6～9月，降雨量800～1500mm，以利于续断的生长。

3. 温度

续断植株较耐寒忌高温，但要求低温无冻害，2月下旬至3月上旬气温5℃，乃至最低气温1℃亦能出芽生长，气温在1～2℃时对芽头不产生冻害，一般种子萌发和根生长发育的适宜温度为10～25℃，出苗适宜温度为15℃，地上部植株生长适宜温度为20～25℃，地下部根茎生长适宜温度为5～15℃。当夏季气温高达35℃以上时，茎叶枯萎停止生长；容易遭受旱害，如遇多雨年份或潮湿环境，地下部分还易发病腐烂，造成减产。

4. 光照

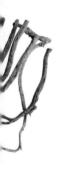

续断种子的萌发需要光照，光照能提高种子发芽的整齐度，有利于幼苗的生长。适宜在年日照时数为1200～1800小时的气候条件下生长。

（二）生态适宜分布区及适宜种植区

按照续断药材的自然分布，续断在我国几乎全国范围内都有分布，主要是我国重庆、四川、湖北、湖南、云南、贵州、江西、河南、甘肃、西藏等省市，广东、广西、陕西南部、青海东部等也有分布。家种续断主要集中在四川盐源县，重庆武隆、酉阳、巫山，贵州六盘水，云南保山隆阳、楚雄、丽江华坪、怒江、大理。但续断药材的主产地为四川省的凉山州西昌市、盐源县、会理；攀枝花市盐边、米易；湖北的五峰、鹤峰、长阳、巴东、宜都、利川丫咸丰、兴山；重庆的涪陵、奉节、巫山、巫溪；贵州息烽、大方、织金、泥潭、贵阳；云南永胜、鹤庆。以川、鄂为道地产区。近年来云南商品产量居其他地区之首。产于昆明、安宁、嵩明、楚雄、江川、会泽、东川、盐津、大理、漾濞、禄劝、景东、蒙自、屏边、砚山、麻栗坡、双柏、永德、云县、泸水、维西、鹤庆、凤庆、丽江、中甸、德钦、贡山等地。续断在高中山、中山、低中山和丘陵均有分布，在900～2700m的垂直分布区均能良好生长。宜在海拔1200～2500m的山区种植，耐寒，忌高温。

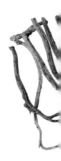

综上所述，建议将四川省的凉山州西昌市、盐源县、会理县；攀枝花市盐边县、米易县；湖北的五峰、鹤峰、长阳、巴东、宜都、利川丫咸丰、兴山；重庆市的涪陵县、奉节县、巫山县、巫溪县、武隆县、酉阳县；贵州省贵州息烽、大方、织金、泥潭、贵阳；云南楚雄、大理、漾濞、永德、云县、泸水、维西、鹤庆、凤庆、丽江等地，作为续断的潜在适宜种植区，适度探索续断种植业的发展。

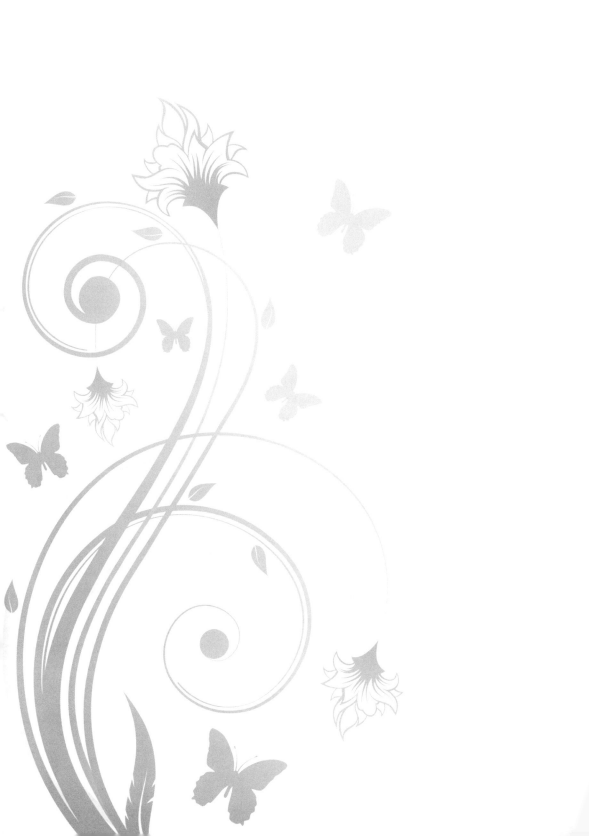

第**3**章

续断栽培技术

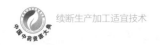

一、种子种苗繁育

（一）繁殖材料

续断的繁殖材料主要为种子、分蘖苗、细根、根头和愈伤组织。

1. 种子

种子为续断种植最主要的繁殖材料。

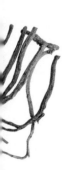

（1）采种　留种田应与商品生产田分开，单留；选择水肥条件好、植株整齐的田块做采种田；鼓励从野生地采集种子育苗繁殖建立采种田。续断果序熟期不一致，应分批采收，先熟先采收，后熟后采收，且种子采收一定要及时，否则种子熟后易脱落散失。9～11月选择健壮植株，待果实呈黄绿色、充实饱满时，将整个果球采回，置阴凉通风处后熟数天，再晒干或晾干，抖出种子，除去杂质，放室内荫凉干燥处保存。

（2）选种　以颗粒饱满，续断种子纯度≥80%，净度≥90%，发芽率≥60%，千粒重≥3.5g，含水量≤10%的种子为繁殖材料。

（3）种子的质量标准

①检验执行标准

抽样：每批种子随机抽取1kg，抽样方法按GB/T 3543.2—1995的规定执行。

净度：符合GB/T 3543.3—1995的规定。

发芽试验：实验室种子发芽箱的温度控制在20～25℃，按GB/T 3543.4.1995的规定执行。

纯度：符合GB/T 3543.5—1995的规定。

水分测定：按GB/T 3543.6—1995的规定执行。

千粒重测定：按GB/T 3543.7—1995的规定执行。

结果判定：各项指标均达到标准要求的判定为合格种子。

结果报告：种子检验结果单是按照GB/T 3543.1—1995的规定进行抽样与检测。

②种子检验方法

种子色泽检验：种子应颗粒饱满，颜色呈暗棕色至灰棕色。

净度检验：将种子试样进行人工分选，分为合格种子、废种子和杂质，按以下公式计算续断种子净度。

种子净度（％）=种子重量（100％）–［废种子含量（％）+杂质含量（％）］

发芽率测定：随机选取种子50粒，冷水浸泡24小时，然后放在铺有滤纸的培养皿中进行发芽实验，加蒸馏水，放于20℃的培养箱中进行观察记录，10天时根据发芽种子的数量确定种子发芽率。

种子发芽率（％）＝（发芽数量/试样数量）×100%

水分测定：取样品2份，每份3～5g，放入称量盒内称重，置烘箱内在

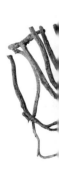

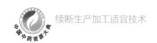

105℃±2℃恒温下，经3小时取出称量盒，盖好盖子放入干燥器中冷却，约30分钟后取出称重，记下重量，接着再放入105℃的烘箱内烘1小时，冷却后称重，直至后次称重和前次称重误差不超过0.02g为止，记下最后一次重量作为烘干后重量。按下式计算种子水分含量。

种子水分（%）=（烘前试样重-烘后试样重）/烘前试样重×100%

千粒重测定：取净度为100%的种子，将样品混合后随机2份试样，每份1000粒，放在天平上称重，精确到0.1g。取平均重量为该样品的千粒重。按下式计算续断种子的千粒重。

千粒重（g）=种子实际含水量千粒重（g）×重量折算系数

重量折算系数=（100-实际含水量）÷（100-规定含水量）

以净度、发芽率、含水量、千粒重和形态等质量分级指标，将续断的种子质量分为Ⅰ级、Ⅱ级、Ⅲ级。质量等级见表3-1。

表3-1　续断的种子质量分级

分级 测定项目	Ⅰ级	Ⅱ级	Ⅲ级
净度/%	≥90	≥83，<90	≥75，<83
发芽率/%	≥85	≥65，<85	≥35，65
含水量/%	<9	<10	<11

续表

分级 测定项目	Ⅰ级	Ⅱ级	Ⅲ级
千粒重/g	≥3.9	≥3.5，<3.9	≥3，<3.5
形态	楔状长圆形，长0.5cm，具4棱，褐色至淡褐色，大小均匀，饱满、干燥、无杂质	楔状长圆形，长0.5cm，具4棱，褐色至淡褐色，大小均匀，饱满、干燥、有少量瘪粒及杂质	楔状长圆形，长0.5cm，具4棱，淡褐色至灰色，不甚饱满、干燥、有一些瘪粒，杂质较多

（4）种苗质量要求　以苗高、根粗、叶数和须根数等质量分级指标，将续断的种苗质量分为Ⅰ级、Ⅱ级、Ⅲ级。质量等级如表3-2。

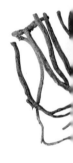

表3-2　续断的种苗质量分级

测定项目分级	苗高/cm	根粗/cm	叶数/个	须根数/个
Ⅰ级	>25	>0.35	>5	>3
Ⅱ级	10~25	0.2~0.35	3~5	2~3
Ⅲ级	>5，<10	>0.1，<0.2	>2，<3	>1

2. 分蘖苗、细根和根头

分蘖苗是分殖苗的一种，是由于植株根系受到机械损伤后，或蔓延接触地面及露出地表时，产生了不定芽而发生的根蘖。分蘖苗为续断分株繁殖的种植材料。

细根和根头是续断采收时，切取药用部分剩下的细根和根头。

3. 愈伤组织

愈伤组织为植物体的局部受到创伤刺激后，在伤口表面新生的组织。它由

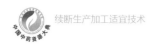

活的薄壁细胞组成，可来源于植物体任何器官内各种组织的活细胞。续断的愈伤组织是选取续断当年初春萌发的幼嫩的茎、叶作为外植体的。

（二）繁殖方法

续断的繁殖方法为有性繁殖和无性繁殖两种。

1. 有性繁殖

有性繁殖亦称种子繁殖法，即利用雌雄受粉相交而结成种子来繁殖后代的繁殖方法。续断的繁殖方法主要是种子繁殖，该繁殖方式能获得较多繁殖材料，省工省时，适合大面积生产需要，而且根系发育均匀，品质较好。

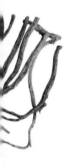

续断种子繁殖有直播和育苗移栽两种方式，灌溉条件较好的地方一般以直播种植为主，坡地以育苗移栽的方式种植为主。直播成本低，主根不易分叉，产品质量好，但对土地和灌溉的要求较高。育苗移栽的方式种植主根分叉较多，但可以充分利用价值较低的坡地和山地。

续断种子有休眠特性，播种前需要对种子进行处理，即播种前将种子用40～55℃温水浸泡10小时后，捞出摊于盆内或放在纱布袋中，置温暖处催芽。每天浇水1～2次，芽萌动时即可播种。

（1）直播繁殖　可春播或秋播，一般以春播为主，适宜地势较高，较寒冷的地区，在3～4月上旬播种；地势较低、暖和地区宜选用秋播，采种后即行播种，在11月上旬、中旬播种。如生态条件适宜，灌溉条件较好，种子发芽就整齐，幼苗也能安全越冬。

播种前浇透水，种子与过筛的细土按1：3的比例混合，均匀播下。播种方式可穴播或条播。穴播按行距30～40cm开穴，株距17～20cm，穴深7～10cm，每穴播种10粒左右；条播以行距25～30cm开沟，沟深3cm、宽7～8cm，将种子均匀撒入沟内。播种后，先浇人畜粪尿，再覆1～2cm薄土。亦可在土上盖1～2cm松毛，利于保水。播种20天后逐步出苗，要及时拔除杂草，并保持土壤湿度在60%以上。

（2）育苗移栽　前一天浇水湿润苗床，用细土混匀种子均匀撒播于苗床，每亩用种约500g。覆土1～1.5cm，盖地膜或小拱棚覆盖保温保湿。当地温15℃以上时，经催芽处理种子几天就可出苗，未经催芽种子经10～15天方可出苗。种苗成活后，及时除去杂草，保持圃地清洁，视土壤墒情及时浇水，保持圃地土壤湿润。苗床保持温度20℃左右为宜，当温度达到30℃以上时，应适当通风以降低棚内温度。苗高10～30cm，长出3～4片叶，主根长10～15cm时即可取苗移栽。移栽前，揭棚练苗7天。一般为3月上旬至4月上旬移栽。出圃前一天应先浇1遍水，以利起苗移栽。起苗时用手握住根部轻轻地将苗拔起，土壤板结严重的地方用小铲从苗的间隙中松土后再拔苗，以保持种苗根系完整并尽量减少对根叶的伤害。起出的小苗扎捆后放置于阴凉处。应随起随栽，当天起的苗最好当天栽完，最迟不超过2天。

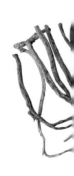

移栽以穴栽最好，也可以条栽。在整好的地上开15～20cm深的穴，每穴种

植一苗。生产用途可按株行距30cm×30cm，每亩用苗5000～6000株；育种用途可以在4000～5000株。移栽时一定要让根系充分舒展，既不能弯曲，也不能将长的根系剪短，否则会严重分叉。移栽后浇透定根水或稀薄农家粪水。

2. 无性繁殖

无性繁殖是利用母体营养器官的一部分作为繁殖材料，进行分生、扦插、压条、嫁接繁殖和组织培养快速繁殖及植物的无融合生殖等，使之形成一个新的个体，所以又称营养繁殖。无性繁殖的优点是能保持品种的优良特性、生长快。缺点是繁殖方法不如有性繁殖简便。

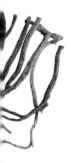

（1）分株繁殖　续断的无性繁殖为分株繁殖，在续断采收时，将药用部分剩下的细根和根头重新栽种。分蘖苗的叶片可剪去部分，留下叶柄、心叶，以减少水分的蒸发，提高成活率。最好当天栽种完，栽种密度为（25～30）cm×50cm。

（2）组织培养　植物组织培养是指在无菌条件下，将离体的植物器官（如根尖、茎尖、叶、花、未成熟的果实、种子等）、组织（如形成层、花药组织、胚乳、皮层等）、细胞（如体细胞、生殖细胞等）、胚胎（如成熟和未成熟的胚）、原生质体（如脱壁后仍具有生活力的原生质体），培养在人工配制的培养基上，给予适宜的培养条件，诱发产生愈伤组织，或潜伏芽等，或长成完整的植株，统称为植物组织培养。由于在试管内培养，而且培养的是脱离植株母体的培养物，因此，也被称为离体培养或试管培养。根据外植体来源和培养对

象的不同，又分为植株培养、胚胎培养、器官培养、组织培养、原生质体培

养等。

续断的组织培养是以MS培养基作为基本培养基，以茎尖、幼嫩茎段、叶

片作外植体，诱导出愈伤组织。配置MS培养基的主要过程如下所述。

①8种母液的配制：MS母液有5种大量元素母液，加上MS微量元素母液、

MS有机母液和MS铁盐母液，共8种母液。

• 5种MS大量元素母液的配制：先分别配制成100倍的母液，使用时再

分别稀释100倍。分别称取：NH_4NO_3 165g、KH_2PO_4 17g、KNO_3 190g、Ca-

$Cl_2 \cdot 2H_2O$ 44g、$MgSO_4 \cdot 7H_2O$ 37g，各自配成1L的母液。倒入1L试剂瓶中，存

放于冰箱中。

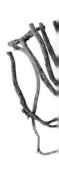

• MS微量元素母液的配制：先将微量元素配制成100倍母液，使用

时再分别稀释100倍。依次称取：$Na_2MoO_4 \cdot 2H_2O$ 0.025g、$CuSO_4 \cdot 5H_2O$

0.0025g、$MnSO_4 \cdot H_2O$ 1.69g、$CoCl_2 \cdot 6H_2O$ 0.0025g、$ZnSO_4 \cdot 7H_2O$ 0.86g、KI

0.083g、H_3BO_3 0.62g，配成1L母液，倒入1L试剂瓶中，存放于冰箱中。由于

$CuSO_4 \cdot 5H_2O$ 和 $CoCl_2 \cdot 6H_2O$ 称取量很小，如果天平精确度没有达到万分之一，

可先配成调整液。分别称取：$CuSO_4 \cdot 5H_2O$ 0.05g、$CoCl_2 \cdot 6H_2O$ 0.05g，各自配

成100ml的调整液，然后取5ml就有0.0025g的量。

• MS有机母液的配制：先配制成100倍母液，使用时再分别稀释100倍。

依次称取：肌醇10g、盐酸硫胺素0.01g、烟酸0.05g、甘氨酸0.2g、盐酸吡哆醇0.05g，配成1L母液，倒入1L试剂瓶中，存放于冰箱中。

● MS铁盐母液的配制：先配制成100倍MS铁盐母液。依次称取：EDTA-2Na 3.73g、$FeSO_4 \cdot 7H_2O$ 2.78g，配成1L母液，倒入1L试剂瓶中，存放于冰箱中。

● 激素母液的配制：各种生长素和细胞分裂素要单独配制，不能混合在一起，生长素类一般要先用少量95%乙醇或1mol/L NaOH溶解，细胞分裂素一般要先用1mol/L的盐酸溶解，然后再加蒸馏水定容。一般取100mg配成100ml母液。

②培养基的配制：以配置1L MS培养基为例，按顺序进行如下操作。

● 先在烧杯中放入一些蒸馏水。

● 分别取上面8种母液10ml倒入。

● 一般称取30g蔗糖倒入，搅拌溶解。

● 加蒸馏水用量筒定溶至1L。

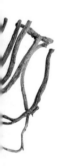

● 按设计好的方案添加各种激素，由于激素的用量很小，而且激素对组培植物的生长至关重要。所以有条件的话最好用微量可调移液器吸取，减少误差。

● 用精密试纸或酸度计调整pH值至5.7～5.8。（有条件的话使用酸度计，比较精确）可配1mol/L的HCl和1mol/L的NaOH用来调溶液pH。

1mol/L HCl配制：用量筒量取8.3ml配成100ml溶液。

1mol/L NaOH配制：称取NaOH 4g配成100ml溶液。

● 称取5g左右琼脂粉，倒入上述配好的溶液中，放在电炉上加热至沸腾，直到琼脂粉熔化。

● 稍微冷却后，分装入培养容器中。无盖的培养容器要用封口膜或牛皮纸封口，用橡皮筋或绳子扎紧。

● 放入消毒灭菌锅灭菌，灭菌20分钟。

● 灭菌后从灭菌锅中取出培养基，平放在实验台上令其冷却凝固。

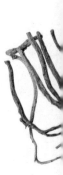

（三）繁殖技术

1. 种子繁殖技术

（1）整地栽植

①种子田选择：种子田与续断生产大田应有效隔离，一般距离在500m以上。选择坡度≤10℃，土层深厚、疏松肥沃、排水良好的砂壤土，用一年生续断苗移栽定植。

②底肥：每公顷用腐熟厩肥30 000～45 000kg，复合肥750kg，在起垄作厢前均匀撒施。

③整地：秋冬季将土壤深翻30cm左右，每公顷用70%代森锰锌粉剂7.5kg进行土壤消毒。栽种前浅耕，耙碎，整平作畦，畦宽1.2m，沟宽0.3m，沟深

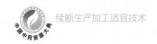

0.2m，畦面呈龟背形，四周开好排水沟。

④定植：选用1年生健壮的鲜根作种苗，于4～5月穴栽定植。株行距35cm×40cm，每亩种植72 000株左右。每穴种1株，芽头向上，覆土厚度为4～5cm。

（2）田间管理

①除草：出苗前后均需保持畦面无杂草，每年除草3～4次。第一次于苗高15cm左右，第二次于苗高50cm左右时，第三次于开花前，以后视田间杂草生长情况及时除草。

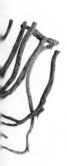

②追肥：结合除草进行施肥，第二次除草后于晴天施腐熟厩肥、堆肥等农家肥15 000～22 500kg/hm²；第三次除草后于晴天上午露水干后或下午太阳落山前用0.2%KH$_2$PO$_4$溶液叶面喷雾，每10天1次，连喷3次。

③排灌：干旱适时浇水，雨涝及时排沟。

④摘花蕾：开花期，健壮茎上保留饱满的头状花序2～3个，其余摘除。

（3）病虫害防治

①综合防治：主要病害为根腐病，防治应采取综合措施。即做好种苗的选择和消毒处理，忌连作，雨季及时清沟排渍，发现病株及时清除，用生石灰消毒病穴，控制传染。

②根腐病：以预防为主，采取综合防治措施。生长期由于土壤板结、渍

水等原因可能导致植株根部腐烂，只要加强田间管理，搞好清沟排渍就可避免根腐病。一旦发生病害，应及时清除病株，可用50%立枯净500倍液喷雾750kg/hm^2，并经常保持土壤排水条件良好。

③蚜虫：在有翅蚜往田间迁入期间用黄色粘胶板粘蚜虫或用40%乐果1000倍液喷雾750ml/hm^2，连喷3次，每15天1次。

④地下害虫：主要有地老虎和蝼蛄，可人工捕捉幼虫，灯光诱捕成虫，也可用90%晶体敌百虫30倍液0.15kg拌5kg炒香的菜饼，晚间撒于行间诱杀。

（4）种子采收与加工

①种子采收：一般9～10月成熟，并且成熟后易脱落，应及时采收，选择植株上果实饱满，果实呈黄绿色时进行采收。

②种子加工：采收后将种球放于阴凉通风处后熟数日，晾干后抖出种子，簸去杂物。

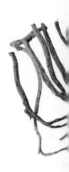

2. 组织快繁技术

（1）外植体的处理　挑选续断当年初春萌发的幼嫩、健壮植株，取其幼嫩的茎、叶作为外植体，用软毛刷在稀释的洗洁净中轻轻刷洗后，流水冲洗2～3小时，用滤纸吸去多余的水分，在超净工作台上用75%乙醇中浸泡30秒左右，无菌水冲洗5遍，再转入0.1%的氯化汞溶液中振荡消毒：茎消毒8分钟，叶消毒6分钟，无菌水冲洗5～6次，然后置于高压灭菌过的铺有滤纸的培养皿中，切

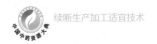

除药液接触过的伤口并除去茎的外表皮，切成长为0.3～0.5cm的小段，叶切成边长为0.5cm的正方形，接种于附加植物生长调节物质及其组合的MS培养基上，诱导愈伤组织。所有MS培养基中均添加6.5g/L琼脂和30g/L蔗糖，pH值调至5.8。

（2）培养条件　培养温度23～25℃，光照强度40μmol/m^2·s，光照时间12h/d。

（3）炼苗与移栽　待组培苗高5～6cm，根长约3cm时移栽，先打开培养瓶盖，置于室温散射光下，补加适当的蒸馏水，炼苗3～4天后取出组培苗，洗去根部培养基，移栽整好的苗床上，湿度保持90%左右，5周后移栽。预先在苗床表面喷洒1次多菌灵，栽好后再喷1次；移栽后每天至少2次喷洒适量水（土润湿为止）；移栽后的小苗注意遮阴、保湿、适当通风，小苗成活率可达85%。

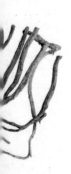

二、栽培技术

（一）选地

选择生态环境良好，土层深厚、排水良好的疏松砂壤土田块进行种植，育苗地应选择有灌溉条件的平地，大田移栽地可以选用半阴半阳的缓坡山地种植，减少土地成本。视土壤潮湿情况，整地前2～3天对地块进行灌溉，保证土壤湿度，以确保出苗。亩施农家肥200kg及复合肥50kg，均匀撒施于地块内作基肥，施肥后将地整平耙细，耕作深度不少于25cm。拉线作畦，保持畦面平整、细碎，顺坡做成宽为1m、高为20cm的高畦，留40cm宽的作业道。厢面呈龟背型，四周开排水沟。

（二）播种

可春播、夏播或秋播，因地制宜。一般以春播为主，适宜地势较高，较寒冷的地区，在3～4月上旬播种；地势较低暖和地区，宜选用秋播，采种后即行播种，在11月播种。干旱地区又无灌溉条件的可采用夏播，即雨水来临时播种。播种前厢面浇透水，种子与过筛的细土按1∶3的比例混合，均匀播下种子。播种方式可穴播或条播。穴播按行距30～40cm开穴，株距为17～20cm，穴深为7～10cm，每穴播种10粒左右；条播以行距25～30cm开沟，沟深为3cm、宽为7～8cm，将种子均匀撒入沟内。播种后，先浇人畜粪尿，再覆1～2cm薄土。亦可在土上盖1～2cm松毛，以保水。播种20天后逐步出苗，要及时拔除杂草，并保持土壤湿度在60%以上。

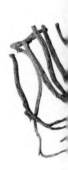

（三）田间管理

1. 间苗定苗

大田直播苗高为5cm时，可间苗，每穴留苗2株；当苗高为10cm时进行定

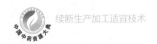

苗，每穴留苗1株；条播的，可按株行距30cm×50cm进行定苗。拔出的苗可用于补缺或另行栽种。育苗移栽的田块，在移栽15天后，发现缺苗死苗应及时补栽，以保证每亩苗数。

2. 中耕除草

除草主要在植株幼苗期进行，根据实际情况而定。第1次中耕除草结合间苗进行，宜浅锄，勿伤根及叶片，一般进行3～4次，中耕除草在4月、8月、11月、12月各进行1次。以后每年除草1次即可。每年植株封行后不需除草。

3. 肥水管理

直播续断出苗90天以后，结合除草施尿素225kg/hm^{2}或用0.5%的云大120喷施叶面，也可用稀薄人畜粪水催苗1～2次，每15天一次。育苗移栽的续断移栽20天后苗返青，此时可追施尿素300kg/hm^{2}左右，所施尿素离苗5cm左右。结合中耕除草进行追肥，每次每亩施入人畜粪水800～1000kg，并适当增施磷钾肥。冬肥以施腐熟农家肥为主，每亩用量2000kg，沟施或扒土穴施，施后覆土。第二年开始萌芽生长时，有灌水条件的地方灌水1次，施750kg/hm^{2}左右磷肥。如遇长期干旱，地面干燥，应及时灌溉。雨后，地面积水，应及时开沟排水，以防地面积水引起根系腐烂或病虫害发生。

4. 去顶、除花

种植1年以上的续断到了6月份开始抽薹，7月份开始开花，除留种用的植

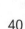

株外，抽出的花蕾应及时摘除，以免耗费植株的养分，以影响根的生长；对生长特别旺盛的植株，也可视苗情酌情打顶；叶片太旺盛的植株也可以割除部分叶片。如图3-1所示。

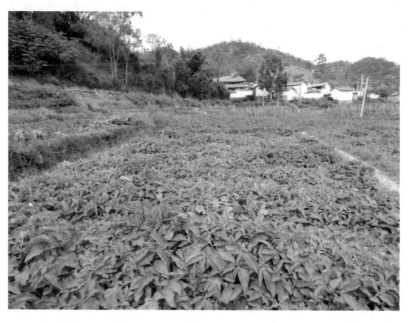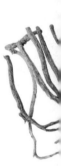

图3-1　续断规范化种植图

（四）常见病虫害防治技术

1. 病害

（1）根腐病　根腐病是续断的主要病害之一。一般种植的第一年发病较轻，第二年的七八月雨季是根腐病的发病高峰期。

①症状：发病初期先由须根和根尖感病，并逐渐向主根扩展，发病初期地上部分不表现出症状，只是植株在正午高温时发生萎蔫，早晚恢复，但长

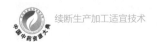

势明显比健株弱；随着根部感病加剧，植株地上部分会出现萎蔫，且不可恢复，植株慢慢枯萎，直至死亡，此时根部已经腐烂变成褐色。

②病原：病原菌为一种丝核菌（*Rhizoctonia* sp.）的真菌。

③发生特点：田块的地下水位高、苗密度大、阴雨连天等都是影响根腐病发生的原因。地下害虫为害造成植株根部伤口或机械损伤也有利于病原入侵而发病。

④防治方法

农业防治：进行轮作，选择土壤透气性好的适宜环境种植，整地理墒，增施腐熟有机肥，合理密植，挖好排水沟，合理施肥，适时中耕除草，能有效控制根腐病的发生。如发病重时，可提前采收，以免造成较大损失。

农药防治：整地时用10～15kg/hm² 50%的多菌灵进行土壤消毒。发病初期用甲霜灵锰锌3kg/hm²兑水750kg/hm²喷淋；另外也可在发病初期用50%甲基托布津1000倍液喷淋。续断苗期应及时防治地下害虫和线虫为害，减少病原入侵，可用40%辛硫磷2000倍液或90%晶体敌百虫1000倍加百菌清1000倍浇株，每隔10～15天浇1次，连续2～3次。

（2）叶斑病

①症状：发病初期有的叶面形成许多褐色小点，逐渐扩大为不规则的斑点，叶斑中间呈枯白或黄褐色，边缘呈暗褐色，四周有浅黄色晕圈。湿度大时，叶片会出现水渍状褪色斑点，靠健组织处有明显褪色晕圈，中间出现灰白

色坏死层。病情严重时，叶片上形成许多病斑连合成片，会引起叶枯死。植株老叶发病较重，幼嫩新叶发病较轻。

②病原：叶斑病多为壳针孢属（*cylindrocarpon* sp.）引起的褐斑病和炭疽菌（*colletotrichμm* sp.）真菌引起的炭疽病。

③发病特点：病菌一般在病叶、土壤中或植株的病残体上越冬。第二年当环境条件适宜时，从分生孢子器中产生分生孢子，借风雨飞散，传播侵入引起初侵染。发病后，病斑又会产生大量分生孢子经风雨、气流传播引起再侵染。高温、高湿、多雨的气候条件有利于该病的发生流行，多在8～9月发病高峰，10月后逐渐减少。

④防治方法

农业防治：清除田间病残体及杂草。续断的生长后期，病菌大量留存在病株残体上，在土壤中存活越冬，成为来年的初侵染源。因此，在续断采收结束后，应彻底清除和销毁病株残体以及田间杂草，可以有效地降低土壤中的续断叶斑病害群体基数，减轻病害。加强栽培管理。增施有机肥（厩肥、圈肥、坑肥和绿肥等）作基肥，做好中耕除草施肥，可起到提高寄主的抗性和耐性，增加根系发育强度和根表组织韧性，抵制叶斑病病菌的侵染。

农药防治：重病田发病期，选用70%甲基硫菌灵可湿性粉剂800～1000倍液或50%多菌灵可湿性粉剂600～800倍液、5%苯菌灵乳油800倍液、75%百菌

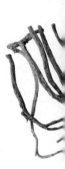

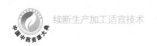

清可湿性粉剂500～600倍液、70%代森锰锌可湿性粉剂400～600倍液，40%福美双、福美锌可湿性粉剂400～600倍液，隔10～15天喷施1次，共喷2～3次，药剂可交替使用。

（3）霜霉病

①症状：发病初期叶背面长出白色或灰白色的霜状霉层，也可蔓延至叶面。发病后期，病斑连片，呈黄褐色，严重时整个叶片枯黄甚至死亡。

②病原：引起续断斑枯病的病原菌为壳针孢属真菌。

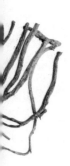

③发病特点：病菌可在种子或植物叶片上越冬，也可以卵孢子在病残体上越冬。疾病流行期传染源会产生游动孢子，主要通过气流、雨水、农事活动及昆虫（蚜虫）传播。病菌孢子萌发温度为6～10℃，适宜的侵染温度为15～20℃。

④防治方法

农业防治：注意田间观察，发现病株后，及时清除残株病叶。

农药防治：重病田发病期，可喷施25%甲霜灵可湿性粉剂600～800倍液或58%甲霜灵锰锌可湿性粉剂500倍液，25%丙环唑可湿性粉剂500倍液，25%霜霉威可湿性粉剂500倍液，每10～14天喷施1次，连续防治2次。

2. 虫害

虫害主要有蚜虫、小地老虎、蛴螬等。

（1）蚜虫

①鉴别要点：为膜翅目蚜科（Aphidoidea）昆虫，俗称"腻虫"。以桃蚜为主，其体细小，呈椭圆形，柔软，多绿色、红色，也有黄色萝卜蚜、黑色豆蚜等种类。桃蚜触角多数6节，少数3节或5节。腹部第6、第7节背面两侧生有1对圆柱形或锥形的突起，称为腹管。在同一种类中常分有翅型与无翅型个体，有翅型个体具2对膜质翅，前翅大，后翅小，胸部发达；无翅型个体较柔软，体表多被白粉状蜡质，为甘蓝蚜。若虫与无翅成虫相似，只是个体小一些，以卵胎孤雌生殖为主。

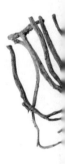

②生活习性：每年发生20余代，以若蚜在寄主植物叶背、枝茎和近土面的根基处越冬。次年春季，开始孤雌生殖，以有翅蚜向寄主迁飞转移。8月下旬至9月中旬，有翅蚜向越冬寄主迁飞。在植株营养生长期，绝大多数蚜虫群聚在嫩茎叶上，随着生长点老化，蚜虫陆续转移分散到植株中、上部的叶背面为害。

③危害特点：主要危害续断的心叶和嫩芽。为害时多聚集于叶、茎顶部柔嫩多汁部位吸食，造成叶子及生长点蜷缩，使植株生长停止，叶片变黄、干枯。蚜虫是传播病毒病的主要媒介。

④防治方法

农业防治：冬季清洁田园，消灭越冬虫源；发生危害时，可用黄板诱杀有翅蚜，应用黄板插于田间，高度为60～80cm，可降低有翅蚜虫的密度。

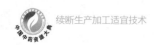

农药防治：在蚜虫发生盛期可用10%吡虫啉可湿性粉剂2000～3000倍液喷雾，也可选用5%啶虫脒乳油2000～3000倍液进行叶面叶背叶心喷雾，均有较好的防治效果。

（2）小地老虎

①鉴别要点：为鳞翅目夜蛾科昆虫的幼虫。幼虫初孵时呈灰褐色，老熟幼虫为黄褐色至黑褐色，体长为3.7～5cm，体表粗糙，背部中央有2条黑褐色纵带。蛹长1.8～2.4cm，呈红褐色，有光泽。成虫体长1.6～2.3cm，雌蛾触角丝状，雄蛾双节齿状。前翅褐色，前缘及外横线至中横线呈黑褐色，在内黄线与外横线之间有明显的肾状纹；后翅呈灰白色，翅脉及边缘呈黑褐色；腹部灰色。卵呈半球形，直径为0.06cm，初产时为乳白色，孵化前呈棕褐色。

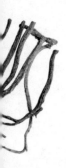

②生活习性：小地老虎以蛹或幼虫在土中越冬，1年发生3～4代，以第一代幼虫发生的虫害状况集中，危害最大。翌年3～4月小地老虎出现成虫，成虫具趋光性和趋化性，成虫羽化后3～5天开始产卵。土壤黏重、低洼、潮湿，特别是耕作粗放、草荒严重地块，有利于小地老虎虫害的发生。

③危害特点：小地老虎为地下害虫。常将续断叶片吃成洞孔或缺刻，咬断幼苗根茎，造成缺苗断垄，或咬断茎秆，造成茎秆倒伏，导致植株枯死。

④防治方法

农业防治：清洁田园，秋季、春季翻耕所选种植地，使土壤曝晒，杀死大量幼虫和蛹。由于小地老虎成虫有趋光性，在成虫发生期（3～4月）可用黑光灯将其诱杀，降低初始虫口密度。

农药防治： 可用毒饵诱杀，利用小地老虎的趋化性，进行毒饵诱杀。毒饵配方：90%敌百虫、白糖、醋、白酒、白菜叶、甘蓝叶等，将白菜叶、甘蓝叶切碎与上述物质拌匀，于日落后放于田间，每10m²放一堆（约10g），捕杀效果很好。毒饵也可制成毒液诱杀。或当田间害虫达0.5头/m²以上时，可喷2.5%溴菊酯乳油5000倍液，或喷10%氯氰菊酯乳油5000倍液，或喷90%敌百虫晶体800倍液等。一般6～7天后，可酌情再喷1次。

（3）蛴螬

①鉴别要点：为鞘翅目金龟科昆虫的幼虫，又称白土蚕。成虫称"金龟子"，呈卵圆形，触角呈鳃叶状，体壳坚硬，表面光滑，多有金属光泽。幼虫体长为2.1～4.5cm，体形均较肥胖，呈白色或淡黄色，柔软多皱着，密被细毛，常弯曲呈"C"字形，有胸足3对，较发达。头部为褐色，上颚显著，腹部肿胀。腹部10节，第10节称为臀节，臀节腹面的刺毛排列形式和肛门的形状是分类的重要依据。裸蛹，呈黄色或黄褐色，体长2.2cm左右，头、胸、腹易分辨。卵呈长圆形，呈灰白色，表面光滑，长为0.2～0.3cm。

②生活习性：成虫2年发1代，以幼虫越冬，5～6月羽化出土，时间与降雨有密切的关系，成虫出土后即可取食和交尾，卵产在土壤中，幼虫在土壤中取

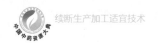

食为害，成虫寿命为5～10天。成虫危害盛期为6月下旬至7月中旬，主要危害叶片。成虫具昼伏夜出习性。成虫常在傍晚至晚上10时危害最盛，具趋光性和假死性，对黑光灯尤为敏感。

③危害特点：成虫主要危害植株叶片，造成缺刻、空洞，严重时害虫会吃光叶片，只留下叶脉。幼虫主要咬食地下根茎，使植株倒伏或使根茎造成缺损，导致药材产量和品质下降。

④防治方法

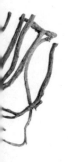

农业防治：初冬深翻土壤：在蛴螬大量发生的地块，冬初多次翻耕，不仅能直接消灭一部分蛴螬，并且将部分蛴螬暴露在地表（或浅土层中），可被捡出捕杀或被天敌啄食。适时灌水：土壤中温湿环境对地下害虫的生长和活动有着重要而直接的影响。地下害虫最适宜的土壤湿度在15%～20%，当土壤含水量为35%～40%时，害虫停止危害。有条件的可以用灌水的方法杀灭和控制地下害虫的危害。黑光灯诱杀：成虫发生期可用灯光诱杀，可显著降低虫口密度。

农药防治：若蛴螬较多时，可用50%的辛硫磷400ml，加水1000ml，与25kg的细土拌成毒土，于播种和移栽时施入塘土中。

三、采收与产地初加工技术

（一）采收

1. 采收时间

春播续断，一般选择低海拔地区。续断生长较快，可在当年或翌年采收，通常于当年或翌年12月至第三年1月采挖。秋播续断，一般选择高海拔冷凉地区，由于续断生长较慢，通常可在第三年10月中下旬至11月下旬采挖。

2. 采收方法

采收时，先割除地上部分的茎叶，将地下部分的根全部挖起，要深挖以避免断根，除去泥土、芦头和须根，运回进行加工。

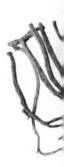

（二）产地初加工技术

1. 初选、净选分级

将续断药材按根大小进行挑选、去病根、去杂。按根茎粗细分级，分别堆放。暂分为三级：一级直径2cm以上；二级直径1～2cm；三级直径1cm以下。

2. 刷洗

将不同级别的鲜药材分别用毛刷，在无污染的自来水中刷洗净表面泥沙及其他杂物。

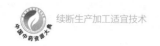

3. 加工

将新鲜根日晒或微火（＜60℃）烘至半干，然后集中堆放，盖上麻袋等，使其"发汗"变软，再晒或烘干，撞去须根，除去杂物，使其杂质含量不超过药典标准即可。如图3-2所示。

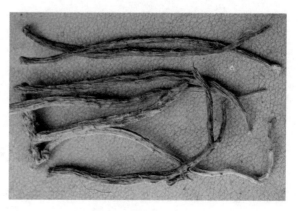

图3-2　续断干药材图

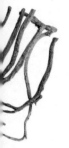

（三）包装、储藏与运输

1. 包装材料

包装材料必须符合国家有关卫生要求，须用无毒聚丙烯塑料编织袋包装。每袋包装物上应标明：药材生产单位名称、品名、产地、规格、等级、净重、毛重、生产日期或批号、执行标准、包装日期，并附质量检验合格证等。

2. 包装

每袋包装药材25kg。包装后的续断，暂放于续断药材周转库内，经抽样检测合格后，盖合格证章，进入正式库房，出库销售。

3. 储藏与运输

产地加工、包装好后，于通风干燥处或专门仓库室温下储藏。仓储库应具通风除湿设备等，货架与墙壁的距离不得少于1m，货架离地面距离不得少于50cm。水分超过10%的续断不得入库。应有专人管理，进行防潮、防霉变、防虫蛀管理。

运输时，不得与农药、化肥等其他有毒有害的物质或易串味的物质混装。运载容器应具有较好的通气性，以保持续断干燥，如遇阴雨天气应注意防雨防潮。

四、特色适宜技术

（一）续断复合种植

由于目前耕地面积越来越少，农作物间的套作和间作也成为热点。农作物和中药材的间作套种能充分利用土地、光能、空气、水肥和热量等自然资源，发挥边际效应和植物间的互利作用，达到粮、药双丰收。高与矮间作套种，高秆农作物与矮秆药材合理搭配，可利用垂直空间，提高光能与土地的利用率。近年来，随着林权制度改革的推进，各级政府部门的工作重点之一是如何在不减少森林覆盖面积的情况下，鼓励农民在山区发展种植核桃、板栗、梨、桃等经济林木。经济林幼林期，是仅有投入而无产出的阶段。因林地空阔，易滋生杂草，水肥管理也较繁重和困难，在林地的养护上需要花费大量的人力、物力，如何合理有效地利用好林下土地资源，增加收入，成为山区农民关注的焦

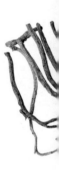

点。目前，市场销售的续断主要来自人工种植。传统的续断种植模式，要占用大量耕地，杂草和病虫害为害严重，农民投入成本高，土地利用率低，影响续断的种植效益。通过续断的复合种植，在农作物及经济林下种植续断，不仅能使农民获得较好经济效益，还可"以耕代抚"促进经济林木的生长，提高农民的综合经营效益。目前，关于续断的复合种植模式主要有玉米、核桃、板栗、梨、桃、樱桃和油茶等作物套种或间作。

1. 玉米与续断套作技术

玉米套种中药材续断这种立体栽培模式能够充分利用本地区光热资源优势，在不影响玉米正常生长的情况下，提高续断生产效率，这是实现农业结构调整、提高土地利用率、实现农业高产高效的理想模式。这种种植模式主要在云南地区。如图3-3所示。

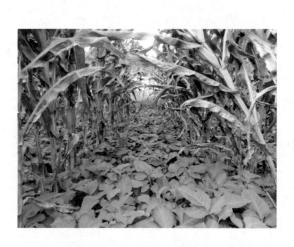

图3-3　续断和玉米套种图

（1）种植时间　在云南玉米一般于4月下旬至5月上旬种植，9~10月采收。5月下旬至7月初，雨季来临时，于玉米喇叭口期套种续断，即在玉米抽穗扬花时，将续断的种子播种在玉米地里，利用玉米的遮阴作用，使续断的种子在高温高湿的条件下萌芽，之后生根生长，在玉米成熟收获以后，续断的幼苗即可苗壮成长。

（2）玉米栽培技术

①播种：选择壤土疏松、肥沃，光照充足的土地种植，忌于低洼积水地种植。玉米品种可选取适宜当地土壤气候的杂交玉米新品种珍禾1号、珍油玉9号、雅玉889品种、云瑞8号等。一般玉米种植时间在4月下旬至5月上旬，过早种植，若雨季不来，玉米的出苗率就不高，植株不容易成活；过迟种植，玉米的生长期不足，影响玉米产量和续断种植。

②田间管理：施足基肥，分段追肥，基肥适当增加磷钾肥和农家肥，追肥宜氮、磷、钾肥配合施用。基肥施复合肥500～800kg/hm^2；攻苞肥可施复合肥、尿素各220～250kg/hm^2；中耕培土时施复合肥400～550kg/hm^{2}作为穗粒肥。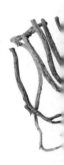6月下旬至7月初对玉米进行中耕培土。玉米作物种植过程中要注意防治青枯病、玉米锈病、纹枯病以及玉米螟、粘虫等。

③收获：到9～10月玉米果穗成熟时即可收获，收获时要注意避免踩到续断。

（3）续断栽培技术

①播种：续断一般于6月下旬播种，雨水下透，在土壤充分湿润后播种。在播种的前一天用40～50℃温水浸泡种子10小时，捞出摊于盆内或放在纱布袋中，置于温暖处催芽。每天浇水1～2次，待芽萌动时即可播种。

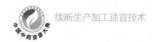
②田间管理

• 除草松土：为保证续断药材无公害，一律进行人工除草，不能使用玉米大田的化学除草剂封闭除草。发现杂草要及时除掉。土壤板结时要适当松土。

• 防旱排涝：续断喜欢疏松而湿润的土壤条件。发现土壤干燥，有灌溉条件的要及时浇水。雨季做好田间排水工作。

• 病虫害防治：根腐病：高温高湿季节易发生，患病根部腐烂，植株枯萎。发病初期每亩用立枯净0.1kg兑水50kg喷雾。蚜虫：夏秋季为害嫩叶、花茎，影响植株生长，开花结籽。防治方法：可用40%乐果1000倍液喷杀。

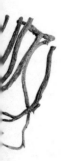

• 后期管理：续断第二年萌发时间较早，一般在3～4月即萌发，此时雨水未至，杂草还未萌生，只需清理灌沟，保证排灌畅通即可。

• 去顶、除花：种植1年以上的续断到了6月份开始抽薹，7月份开始开花，除留种用的植株外，抽出的花蕾应及时摘除，以免耗费植株过多的养分，影响根的生长；对生长特别旺盛的植株，也可视苗情酌情打顶；叶片太旺盛的植株也可以割除部分叶片。

• 留种：续断到9月下旬，种子陆续成熟，主茎先熟先收，侧枝后熟后收，采下晒干脱粒，结粒后老根木质化，不能药用。

• 采收、加工、储藏：宜在第二年秋季霜冻前进行采收，此时根部长得壮实，营养成分积累多，品质佳，采挖时先割去地上茎叶，再将根部全部挖起，除去泥土、芦头、细根，再进行加工。将新鲜续断日晒或微火烘至半干，集中堆置，盖上麻袋、棉絮，使其"发汗"变软，内部变成绿色，再晒或烘干，撞去须根即可置阴凉干燥处进行储藏。

2. 经济林下套种续断

（1）选地 选择海拔1500～2000m内树龄5年以下的核桃、板栗、梨、桃、樱桃等经济林，要求林木行距在3m以上，坡度小于15°，土层深厚，土质疏松、肥沃的砂壤土地块。

（2）整地 4～5月将林中地块深翻30cm以上，晒垡至6月中旬，耙细，拣出杂草；每亩施用腐熟的农家肥2000～4000kg，均匀撒施在整好的地中，深翻，使土壤与农家肥充分混合均匀，整平土地；按墒面宽1.2m，沟宽0.3m理墒。

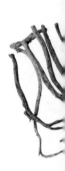

（3）播种

①种子处理：播种前用35～40℃温水浸种10小时，再用50%多菌灵按种子重量的0.3%～0.5%拌种。

②播种时间：6月下旬至7月初，雨水下透，土壤充分湿润后播种。

③播种量：每亩用种0.8～1.0kg。

④播种方法：采用穴播，按行距30cm，穴距25cm点播，每穴播种3粒种子，覆土2cm左右，稍微压实，并盖上一层碎草或枯叶以保湿。

（4）田间管理

①间苗：苗高10cm时开始间苗，每穴留壮苗1株，间出的苗用于补缺，补苗时一定要带土移栽，栽后及时浇水。

②中耕除草：结合间苗，进行第一次除草，宜用手拔除；后期用锄头进行浅锄除草和中耕，锄草时避免伤根，影响生长，一般7月、8月和9月各进行一次，做到田间无杂草；第二年春季要清洁田间，返青至封墒前仍要进行2～3次中耕除草。

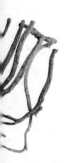

③施肥：当幼苗长到15cm后，结合浇水每亩施尿素液250kg，尿素与水的比例为1∶50；8月中下旬每亩施N∶P∶K＝15∶15∶15的复合肥20kg，施于株旁，施后覆土；第二年返青后，于5月中旬，结合浇水每亩施尿素液400kg，尿素与水的比例为1∶50；7月下旬每亩施N∶P∶K＝15∶15∶15的复合肥30kg，施于株旁，施后覆土。

④摘蕾：播种后第二年6～7月，续断植株上陆续抽出花蕾，除留种田外，其他花蕾一律摘除，使养分集中在根茎上，以保证续断药材的品质。

（5）病虫害防治　从6月上旬开始，在续断地中喷施10.7%波尔多液200倍液，每15天喷1次，连喷3～4次；或用50%辛硫磷乳油每亩250g，加水2.5kg喷于25kg细土上拌匀制成毒土，将毒土混入基肥中施用。

（6）采收　播种后第二年11月份采收，用镰刀割去地上枯萎的茎叶，挖出地下完整的根茎，除去泥土和芦头，运回进行初加工。

（7）初加工　将鲜续断晾晒至半干，集中堆置，盖上麻袋，使其"发汗"变软，当断面变成绿色后，再继续晾晒干，撞去须根。

（二）续断地膜覆盖高产技术

续断采用地膜覆盖具有增温、保水、保肥、改善土壤理化性质，提高土壤肥力，抑制杂草生长，以减轻病害，在连续降雨的情况下还有降低湿度的功能，从而促进续断植株的生长发育，使植株提早开花结果，增加产量、减少劳动力成本。但由于成本较高仅有云南部分地区采用。

1. 选地

选择土层深厚，土质疏松，土壤肥力中上等具有良好排灌能力、地势较平的地块进行种植，避免连作。

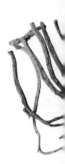

2. 整地

视土壤潮湿情况，整地前1～2天对地块进行漫灌，以保证土壤湿度，确保出苗。先将农家肥及复合肥均匀撒施于地块内，两犁两耙，耕作深度不少于20cm，拉绳开墒，保持墒面平整、细碎。墒面宽60cm，墒与墒之间的排灌和操作沟宽在20cm，深在20cm以上。墒面做好以后，将地膜覆盖好墒面，四周压实，做到平整严实地覆盖。

3. 播种

播种时间为4～5月，破膜点种，在地膜上撕出直径为2～3cm的小孔，在破膜处点种，点种深度于膜下2～3cm处，点种后用细碎潮湿的土壤盖好，每墒点种3行，采用"品"字型排列，株距为20cm，每株放种3～5粒。如图3-4所示。

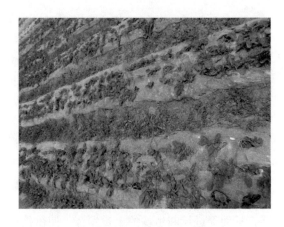

图3-4　续断地膜覆盖栽培

4. 田间管理

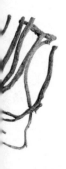

（1）补水补苗　续断10～15天出苗，出苗后视气候及降水情况，进行及时浇水、补苗，保证出苗整齐。

（2）间苗　待续断出苗整齐后即可进行间苗，间苗时去除弱小苗，保留健壮苗，每穴留健壮苗2～3株。

（3）除草　出苗的同时，杂草开始生长，要选择土壤比较湿润的时间人工拔除杂草，拔草时要保护好幼苗。一般进行人工除草3次，即可阻止杂草生长。

（4）病虫害防治　①根腐病：高温高湿季节易发生，患病根部腐烂，植株枯萎。防治方法：选择土壤透气好，凉爽的环境栽种，雨季开通排水沟，土地要轮作，整地时每亩用1kg 50%的多菌灵进行土壤消毒，如发病重时，可提前采收，以免造成较大损失。发病初期每亩用立枯净0.1kg对水50kg喷雾。②蚜虫：夏秋季为害嫩叶、花茎，影响植株生长，开花结籽。防治方法：可用40%

乐果1000倍液喷杀。

（5）越冬管理　续断冬季消苗后，揭去地膜，培土培肥，亩施优质农家肥1500kg，保证续断正常越冬。

（6）后期管理　续断第二年萌发时间较早，一般在3～4月萌发，此时雨水未至，杂草还未萌生，只需清理灌沟，保证排灌畅通即可。

（7）留种　除留种用的植株外，抽出的花蕾应及时摘除，以免耗费养分，影响根的生长。栽培的续断到9月下旬，种子陆续成熟，主茎先熟先收，侧枝后熟后收，采下晒干脱粒，结粒后老根木质化，不能药用。

5. 采收、加工、储藏

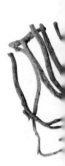

（1）采收　宜在第二年秋季霜冻前进行，此时根部长得壮实，营养成分积累多，品质佳，采挖时先割去地上茎叶，再将根部全部挖起，除去泥土、芦头、细根，再进行加工。

（2）加工　将新鲜续断日晒或微火烘至半干，集中堆置，盖上麻袋、棉絮，使其"发汗"变软，内部变成绿色，再晒或烘干，撞去须根即可。

（3）储藏　置阴凉干燥处，防虫蛀、霉变。

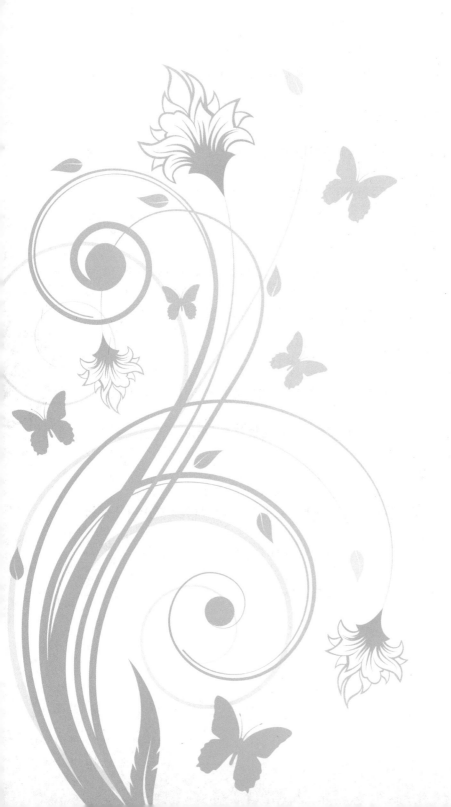

第4章

续断药材
质量评价

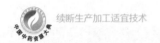

一、本草考证

（一）名称由来

1. 古代史书主要以其功效命名

《神农本草经》记载其"味苦，微温，主伤寒，补不足，金疮。痈疡，折断，续筋骨，妇人乳难，久服益气力。一名龙豆，一名属折，生山谷。"《名医别录》载："续断，一名接骨，一名南草，一名槐。"

李时珍曰："续断、属折、接骨，皆以功命名也"。

2. 续断药名的传说

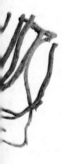

相传从前村里有个年轻人发高烧死了，老父恸哭欲绝。刚好村里来了位郎中，得知年轻人死了只一个时辰，他便把药葫芦打开，倒出两粒药丹，又让人撬开青年的牙关，用水灌下去，过了一会儿，青年人竟然奇迹般地活了过来。郎中用的这味药叫还魂丹。此事一下就传遍了全村。这村有个山霸，开了一个药铺。要郎中与他合伙配药，牟取暴利。郎中为人正直，一心只想治病救人，于是便拒绝了。山霸恼羞成怒，派人把郎中的腿打断了。可一个月后，郎中又走乡卖药了。原来郎中受伤后吃了一味草药，很快便痊愈了。山霸岂肯善罢甘休，又一次找来打手。这次，打手们打得更凶更狠，郎中被打得奄奄一息。这时来了个砍柴的小伙子，郎中打着手势，让小伙子背着他走上山坡，又用手指了指一种叶子像羽毛状分裂，开着花的野草，小伙子将野草挖来，又把郎中背回家，把药草煎给郎中吃，两个月过去后，郎中的伤又好了。郎中想要离开这个是非之地，于是把这味接骨药传给了小伙子，并让他传给乡亲们。因为其能将断了的骨头续接上，乡亲们将这味药取名为"续断"。

（二）品种考证

历代本草对续断有关品种的记载，甚为复杂。其始载于《神农本草经》，列为上品，记载为："续断，……一名龙豆、一名属折。"《桐君药录》载："续断生蔓延，叶细，茎如荏，大根本，黄白有汁，7月、8月采根，"其所载的续断显然不是现在的续断，而可能是唇形科植物。陶弘景在《本草经集注》中载："今皆用茎叶、节节断，皮黄皱，状如鸡脚者，又呼为桑上寄生，恐皆非真。时人又有接骨树，高丈余许，叶似蒴藋……。而广州又有一藤名续断，一名诺藤，断其茎，器承其汁饮之……。李当之云是虎蓟……。"其中共提到4种续断，第1种用茎叶，皮黄皱，状如鸡脚的桑上寄生，可能是如今的槲寄生 *Visum coloratum*（Kom.）Nakai；第2种叶如蒴藋的接骨树，可能是如今的接骨木 *Sambucus williamsii* Hance；第3种称为诺藤的续断，茎折断后能流出药汁，与《云南中草药》所载的血满草相似，即 *Sambucus adnata* Wall.又名接骨药、和接骨草，《西藏常用中草药》称为接骨木，其茎折断后能流出红色药汁，但

此植物为多年生直立草本，而非藤本；第4种是虎蓟，即大蓟*Cirsium japonicum* DC.。这些植物显然都不是现在药用的续断。

唐代·苏敬《唐本草》载："所在山谷皆有，今俗用者是叶似苎而茎方，根如大蓟，黄白色。陶注者，非也。"这样就把陶弘景的注解都否定了，而主张是《桐君药录》的叶细，茎如莛的唇形科植物。宋代·苏颂《图经本草》载：续断……三月以后生苗，杆四棱似苎麻，叶亦类之，两两相对而生，四月开花，红白色，似益母草，根如大蓟，赤黄色。谨按：《范汪方》云："续断即是马蓟，与小蓟相似，但大于小蓟耳，叶似旁翁菜而小厚，两边有刺刺人，其花紫色，与金越州生者相类，而市之货者已有数种，少能辨其粗良，医人用之，但以节节断、皮黄皱者为真耳。"谢宗万认为："苏敬《唐本草》及苏颂《图经本草》所谓叶似苎麻而茎方，开红白色似益母草的续断，相当于现时唇形科的

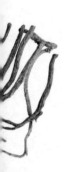

糙苏*Phlomis umbrosa* Turcz.。《绍兴本草画卷》的续断图正是指此"。另外，《图经本草》中还提到菊科的大蓟，而越州续断图和大蓟很相似。日华子曰："续断又名大蓟，山牛蒡。"李时珍曰："但自汉以来，皆以大蓟为续断，相承久矣。"可见，大蓟也曾作为续断入过药。

南北朝的《雷公炮炙论》载："凡采得后，横切，锉之，又去向里硬筋，用酒浸一伏时，焙干用。"后来，宋《政和本草》、明《本草品汇精要》、明《本草蒙筌》、明《本草纲目》都引用了这句话。根据魏峰等人的实地调查和

实验发现，川续断和大蓟都没有"向里硬筋"，只有唇形科的糙苏有向里硬筋，就是在根的中心有木心。这说明，在古代，糙苏确实作为续断入过药。

宋·郑樵《通志·昆虫草本略》将续断分为南北两种："续断曰龙豆、曰属折、曰接骨、曰南草、曰槐、曰大蓟、曰马蓟。蜀本《图经》云：茎方，叶似苎，花似益母，根如大蓟，此北续断也"。可见，北续断指糙苏，南续断为大蓟。

明代·兰茂在《滇南本草》中首先引入续断科植物作为续断入药。记载："续断，一名鼓槌草，又名和尚头"。又云："鼓槌草，独苗对叶，苗上开花似槌。"谢宗万认为《滇南本草》所记载的续断，从它的别名"鼓槌草"与"和尚头"看来，这是对其球形头状花序的形容，因此可以推断它是川续断科的川续断。李时珍曰："续断之说不一。桐君言是蔓生，叶似荏。李当之、范汪并言是虎蓟。日华子言是大蓟，一名山牛蒡。苏敬、苏颂皆言叶似苎麻，根似大蓟，而《名医别录》复出大小蓟条，颇难依据。但自汉以来，皆以大蓟为续断，相承久矣。究其实，则二苏所云，似与桐君相符，当以为正。"这段记载说明，李时珍没有见到续断的原植物，他只是根据本草记载认为糙苏应该是续断的正品。

清代·吴其浚在《植物名实图考》中首次对川续断进行了详细的形态描述，并绘图备考。书中记载"今滇中生一种续断，极似芥菜，亦多刺，与大蓟微类。梢端夏出一苞，黑刺如述，大如千日红花苞，开白花，宛如葱花，茎劲，

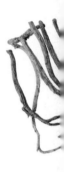

经冬不折，土医习用。滇，蜀密布，疑川中贩者即此种，绘之备考，原图俱别

存"。又曰："今所用皆川中产。范汪以为即大蓟根，恐误。"根据描述及图可

知这正是川续断*Dipsacus asper*，为四川产，而且认识到大蓟根只是作为伪品充

当续断入药。

综上所述，古代作为续断入药的植物主要有桑寄生科植物槲寄生*Visum*

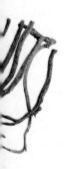

coloratum（Kom.）Nakai、忍冬科植物血满草*Sambucus adnata* Wall.、菊科

植物大蓟*Cirsium japonicum* DC.、唇形科的糙苏*Phlomis umbrosa* Turcz.和川

续断科川续断属川续断*Dipsacus asper*。先后涉及5科14种植物在不同地区和

不同历史时期曾作为续断使用。唐代首次出现川续断之说，到宋代已广泛使

用，而至清代，川续断*Dipsacus asper*已成为中药续断的唯一正品来源，并延

续至今。

谢宗万认为，大蓟作为续断入药近代在我国未有发现，但在日本，大蓟作

为"和续断"入药。在我国，也曾发现糙苏充当续断入药。据记载，朝鲜现在

也有使用糙苏作为续断入药的情况。

艾铁民通过对续断原植物进行实地调查和研究，认为续断的原植物主要是

川续断*Dipsacus asper*；另外，深紫续断*Dipsacus atropurpureus*在川东地区也少

量进入续断药材中。我国历版《中国药典》也只收载续断为川续断科川续断

*Dipsacus asper*的干燥根。

二、药典标准

《中国药典》2015年版记载：续断为川续断科植物川续断*Dipsacus asper* Wall. ex Henry的干燥根。秋季采挖，除去根和须根，用微火烘至半干，堆置"发汗"至内部变绿色时，再烘干。

【性状】　本品呈圆柱形，略扁，有的微弯曲，长为5～15cm，直径为0.5～2cm。表面呈灰褐色或黄褐色，有稍扭曲或明显扭曲的纵皱及沟纹，可见横列的皮孔样斑痕和少数须根痕。质软，久置后变硬，易折断，断面不平坦，皮部呈墨绿色或棕色，外缘呈褐色或淡褐色，木部为黄褐色，导管束呈放射状排列。气微香，味苦、微甜而后涩。

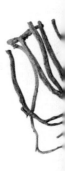

【鉴别】（1）本品横切面：木栓细胞数列。栓内层较窄。韧皮部筛管群稀疏散在。形成层环明显或不甚明显。木质部射线宽广，导管近形成层处分布较密，向内渐稀少，常单个散在或2～4个相聚。髓部小，细根多无髓。薄壁细胞含草酸钙簇晶。

粉末黄棕色。草酸钙簇晶甚多，直径15～50μm，散在或存在于皱缩的薄壁细胞中，有时数个排列成紧密的条状。纺锤形薄壁细胞壁稍厚，有斜向交错的细纹理。具缘纹孔导管和网纹导管直径约至72（90）μm。木栓细胞呈淡棕色，表面观为类长方形、类方形、多角形或长多角形，壁薄。

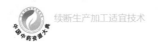

（2）取本品粉末3g，加浓氨试液4ml，拌匀，放置1小时，加三氯甲烷30ml，超声处理30分钟，滤过，滤液用盐酸溶液（4→100）30ml分次振摇提取，提取液用浓氨试液调节pH值至10，再用三氯甲烷20ml分次振摇提取，合并三氯甲烷液，浓缩至0.5ml，作为供试品溶液。另取续断对照药材3g，同法制成对照药材溶液。照薄层色谱法（通则0502）试验，吸取上述两种溶液各5μl，分别点于同一硅胶G薄层板上，以乙醚-丙酮（1:1）为展开剂，展开，取出，晾干，喷以改良碘化铋钾试液。供试品色谱中，在与对照药材色谱相应的位置上，显相同颜色的斑点。

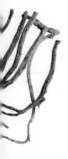

（3）取本品粉末0.2g，加甲醇15ml，超声处理30分钟，滤过，滤液蒸干，残渣加甲醇2ml使溶解，作为供试品溶液。另取川续断皂苷Ⅵ对照品，加甲醇制成每1ml含1mg的溶液，作为对照品溶液。照薄层色谱法（通则0502）试验，吸取上述两种溶液各5μl，分别点于同一硅胶G薄层板上，以正丁醇-醋酸-水（4:1:5）的上层溶液为展开剂，展开，取出，晾干，喷以10%硫酸乙醇溶液，加热至斑点显色清晰。供试品色谱中，在与对照品色谱相应的位置上，显相同颜色的斑点。

【外观性状】 灰褐色或黄褐色，气微香，无尾稍须根、芦头、杂质、虫蛀、霉变为合格，条粗、整齐、肉实、质软、断面黄褐色者为佳。

【检查】 水分 不得过10.0%（通则0832第二法）。

总灰分　不得过12.0%（通则2302）。

酸不溶性灰分　不得过3.0%（通则2302）。

【浸出物】　照水溶性浸出物测定法（通则2201）项下的热浸法测定，不得少于45.0%。

【含量测定】　照高效液相色谱法（通则0512）测定。

色谱条件与系统适用性试验　以十八烷基硅烷键合硅胶为填充剂；以乙腈-水（30∶70）为流动相；检测波长为212nm。理论板数按川续断皂苷Ⅵ峰计算应不低于3000。

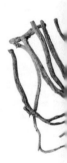

对照品溶液的制备　取川续断皂苷Ⅵ对照品适量，精密称定，加甲醇制成每1ml含1.5mg的溶液。精密量取1ml，置10ml量瓶中，加流动相稀释至刻度，摇匀，即得。

供试品溶液的制备　取本品细粉约0.5g，精密称定，置具塞锥形瓶中，精密加入甲醇25ml，密塞，称定重量，超声处理（功率100W，频率40kHz）30分钟，放冷，再称定重量，用甲醇补足减失的重量，摇匀，滤过，精密量取续滤液5ml，置50ml量瓶中，加流动相稀释至刻度，摇匀，即得。

测定法　分别精密吸取对照品溶液与供试品溶液各20μl，注入液相色谱仪，测定，即得。

本品按干燥品计算，含川续断皂苷Ⅵ（$C_{47}H_{76}O_{18}$）不得少于2.0%。

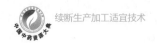

三、农药残留量与重金属含量测定

按国家农业部绿色食品标准，农药六六六、DDT残留量均不得超过0.05mg/kg；重金属As、Pb、Cd、Hg的含量分别不得超过0.2mg/kg、1.5mg/kg、0.05mg/kg和0.01mg/kg。

四、质量评价

中药材的质量评价常用方法包括基原鉴定、性状鉴定、显微鉴定和理化鉴定。其中中药材基原鉴定、性状鉴定和显微鉴定属于对中药材外在情况的衡量和评价，而理化鉴别主要针对中药材所含有的化学成分而进行的，属于对内在指标的评价和衡量。实际业务中，对中药材的质量判断，要综合考虑其内外指标，通过基原鉴定、性状鉴定与理化鉴定综合运用的方法，整体衡量中药材的质量状况。

（一）基原鉴定

基原鉴定是应用植物的分类学知识，对中药材的来源进行鉴定研究，确定其正确的学名，以保证应用品种准确无误。这是中药鉴定的根本，也是中药生产、资源开发机新药研究工作的基础。主要通过观察植物形态、核对文献及标本进行鉴定。

续断为川续断科植物川续断*Dipsacus asper* Wall. ex Henry燥根。续断是多年生草本植物，高达2m；主根1条或在根茎上生出数条，呈圆柱形，为黄褐色，稍肉质；茎中空，具6～8条棱，棱上疏生下弯粗短的硬刺。基生叶稀疏丛生，叶片琴状羽裂，长15～25cm，宽5～20cm，顶端裂片大，呈卵形，长达15cm，宽达9cm，两侧裂片3～4对，侧裂片一般为倒卵形或匙形，叶面被白色刺毛或乳头状刺毛，背面沿脉密被刺毛；叶柄长可达25cm；茎生叶在茎之中下部为羽状深裂，中裂片披针形，长为11cm，宽为5cm，先端渐尖，边缘具疏粗锯齿，侧裂片2～4对，呈披针形或长圆形，基生叶和下部的茎生叶具长柄，向上叶柄渐短，上部叶披针形，不裂或基部3裂。头状花序球形，径2～3cm，总花梗长达55cm；总苞片5～7枚，叶状，披针形或线形，被硬毛；小苞片呈倒卵形，长为0.7～1.1cm，先端稍平截，被短柔毛，具长0.3～0.4cm的喙尖，喙尖两侧密生刺毛或稀疏刺毛，稀被短毛；小总苞呈四棱倒卵柱状、每个侧面具两条纵沟；花萼为四棱、皿状、长约0.1cm、不裂或4浅裂至深裂，外面被短毛；花冠呈淡黄色或白色，花冠管长为0.9～1.1cm，基部狭缩成细管，顶端4裂，1裂片稍大，外面被短柔毛；雄蕊4个，着生于花冠管上，明显超出花冠，花丝扁平，花药呈椭圆形，紫色；子房下位，花柱通常短于雄蕊，柱头短棒状。瘦果长倒卵柱状，包藏于小总苞内，长约0.4cm，仅顶端外露于小总苞外。花期为7～9月，果期为9～11月。

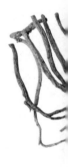

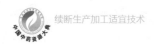

常见易混品种植物形态检索表

1　茎非四棱形，有刺；头状花序，花冠合生成漏斗状，顶端4～5裂。

  2　叶上表面被白色刺毛或疏被乳头状刺毛，下表面沿脉被钩刺和白色刺毛。

    3　茎棱上具较密的钩刺，叶面被白色刺毛，背面脉上具疏钩刺，无乳头状刺毛；花常为紫红色，花冠漏斗状，花冠管基部的细管明显，长0.5～0.8cm ························· 日本续断*D.japonicaus*

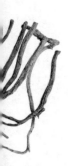

    3　茎棱上疏具下弯粗硬刺，叶上表面密被白色刺毛或乳头状刺毛，下表面脉上密被刺毛；花白色或黄白色，花冠管窄漏斗状，长0.9～1.1cm ···················· 川续断*D.asper*

  2　叶仅上表面疏被白色短刺毛或近无毛。背面光滑，脉上不具钩刺和刺毛。花深紫色，花冠管长0.6～0.8cm，基部的细管长0.1～0.2cm ···················· 深紫续断*D.atropurpureus*

1　茎四棱形，无刺；轮伞花序头状花序，花冠唇形 ········ 糙苏*Phlomis umbrosa*

（二）药材性状鉴定

性状鉴定就是通过眼观、手摸、鼻闻、口尝、水试、火试等十分简单的鉴定方法，来鉴别药材的外观性状。这些方法在我国医药学宝库中积累了丰富的经验，它具有简单、易行、迅速的特点。性状鉴定和基原鉴定一样，除仔细观察样品外有时亦需要核对文献及标本进行鉴定。

1. 历代文献对续断药材的性状评价

经查古文献尽见对其药材名、植物形态、产地及功效的描述，未见对续断

药材性状等的详细描述。在近代文献中除了对其药材名、植物形态、产地及功

效的描述外，增加了对续断药材性的描述，有相关记载的是《中国药典》1963

年版、《中国药典》1977年版、《500种常用中药材经验鉴别》《中药材商品规格

质量鉴别》《最新中草药真伪鉴别实用大全》等。具体描述如下所述。

《中国药典》1963年版：以根条粗，质坚、易折断、外皮黄褐色、断面墨

绿色者为佳。

1965年的《贵州省中药材标准规格》：根条粗壮，断面带绿色，无芦头细

须，无霉变及泥沙夹杂物。

《中国药典》1977年版和《最新中草药真伪鉴别实用大全》：以条粗，质软，

断面带墨绿色者为佳。

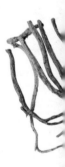

1995年的《中药材商品规格质量鉴别》：以条粗，剪净头尾，表面灰褐色，

断面绿褐色，质柔糯者为好。

1996年的《中国药材学》：以条粗、质软、断面带墨绿色者为佳。

1999年《中华本草》：以条粗、质软、皮部绿褐色为佳。

2001年的《常用中药材品种整理和质量研究》：质硬而脆，易折断。断面

不平坦，微带角质性，皮部为褐色，形成层区略呈红棕色或深褐色，木部为淡

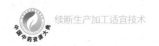

褐色或灰绿色，维管束呈放射状排列。气微香，味苦微甜而后涩。

2001年的《现代中药材商品通鉴》：以条粗、质软、易折断、断面带墨绿色者为佳。

2002年的《500种常用中药材经验鉴别》：以条粗长，去净头尾，表面色灰褐，断面绿褐，质柔糯者为佳，不匀，质硬，断面色白则为次，以湖北所产商品为佳。

2010年的《金世元中药材传统鉴别经验》：以条粗、断面带墨绿色者为佳。

2014年的《全国中草药汇编》：以根条粗壮、质软、断面墨绿色者为佳。

综上所述中，近代文献中对续断的药材性状做了详细描述，对续断的药材性状评价以根条粗长、质软、断面墨绿色者为佳。如表4-1所示。

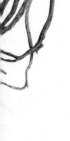

表4-1 历代文献对续断药材性状描述情况表

年代	续断药材性状	出处
1963	以根条粗，质坚、易折断、外皮黄褐色、断面墨绿色者为佳	《中国药典》一部
1965	根条粗壮，断面带绿色，无芦头细须，无霉变及泥沙夹杂物	《贵州省中药材标准规格》
1977	以条粗，质软，断面带墨绿色者为佳	《中国药典》一部
1985～2015	质软，久置后变硬，易折断。断面不平坦，皮部墨绿色或棕色，外缘褐色或淡褐色，木部黄褐色，导管束呈放射状排列。气微香，味苦、微甜而后涩	《中国药典》一部

续表

年代	续断药材性状	出处
1995	以条粗，剪净头尾，表面灰褐色，断面绿褐色，质柔糯者为好	《中药材商品规格质量鉴别》
1996	以条粗、质软、断面带墨绿色者为佳	《中国药材学》
1999	以条粗、质软、皮部绿褐色为佳	《中华本草》
2001	质硬而脆，易折断。断面不平坦，微带角质性，皮部褐色，形成层区略呈红棕色或深褐色，木部淡褐色或灰绿色，维管束呈放射状排列。气微香，味苦微甜而后涩	《常用中药材品种整理和质量研究》
2001	以条粗、断面带墨绿色者为佳	《金世元中药材传统鉴别经验》
2002	以条粗长，去净头尾，表面色灰褐，断面绿褐，质柔糯者为佳，不匀，质硬，断面色白则为次，以湖北所产商品为佳	《500味常用中药材经验鉴别》
2002	质软，久置后变硬，易折断。断面不平坦，皮部墨绿色或棕色，外缘褐色或淡褐色，木部黄褐色，导管束呈放射状排列。气微香，味苦、微甜而后涩	《中国道地药材鉴别使用手册》
2003	以根条粗，质坚、易折断、外表皮黄褐色、断面墨绿色，不泛油者	《道地药材图典·中南卷》
2010	以粗肥、质坚、易折断、外色黄褐色，内色灰绿色者为佳	《中华药海》
2014	以根条粗壮、质软、断面墨绿色者为佳	《全国中草药汇编》

2. 续断的规格等级

湖北产品分正旦、面旦、正提、副提、顺旦等规格。现行湖北标准划分为
1～4等：一等长为6cm以上，周径在4.2cm以上；二等周径在3cm以上；三等周
径在1.8cm以上，长均与一等同；四等长短不分，但要求无头尾碎屑。

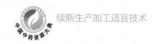

出口规格为：身柔软，呈灰黄色或灰褐色，断面为蓝色或灰绿色，有菊花心纹理。剪去芦头及幼尾，两端齐平，枝条均匀，无木质及毒蛀。

除湖北产地以外其他产地所产续断，多归为统货，不分等级。根据肖承鸿等编写的续断商品规格等级，将续断分为选货和统货。如表4-2所示。

表4-2　续断商品规格等级划分表

规格	等级	性状等级	
		相同点	差异点
选货	一等	干货。呈圆柱形，略扁，有的微弯曲。表面灰褐色或黄褐色，有稍扭曲或明显扭曲的纵皱及沟纹，可见横列的皮孔样斑痕和少数须根痕。质软，久置后变硬，易折断，断面不平坦，木部黄褐色，导管束呈放射状排列。气微香，味苦、微甜而后涩。无杂质、虫蛀、霉变	长11～15cm；中部直径1.2～2.0cm；断面皮部墨绿色，外缘褐色
	二等		长8～15cm；中部直径大于等于0.8cm；断面皮部浅绿色或棕色，外缘淡褐色
统货		干货。呈圆柱形，略扁，有的微弯曲，长5～15cm，中部直径0.5～2.0cm。表面为灰褐色或黄褐色，有稍扭曲或明显扭曲的纵皱及沟纹，可见横列的皮统货孔样斑痕和少数须根痕。质软，久置后变硬，易折断，断面不平坦，皮部为墨绿色、浅绿色或棕色，外缘呈褐色或淡褐色，木部为黄褐色，导管束呈放射状排列。气微香，味苦、微甜而后涩。无杂质、虫蛀、霉变	

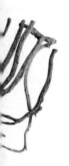

3. 药材性状鉴定

续断根圆柱形，略扁，有的微弯曲，长为5～15cm，直径为0.5～2cm。表面为灰褐色或黄褐色，有稍扭曲或明显扭曲的纵皱及沟纹，可见横列的皮孔样斑痕和少数须根痕。质软，久置后变硬，易折断，断面不平坦，皮部为墨绿色或棕色，外缘为褐色或淡褐色，木部为黄褐色，导管束呈放射状排列。气微香，味苦、微甜而后涩。

（三）显微鉴定

显微鉴定是利用显微技术对中药材进行显微分析，以确定其品种和质量的一种鉴定方法。

1.续断根横切面结构

续断根横切面为圆形或卵圆形。外周多波状弯曲，有时呈深波状弯曲。木栓细胞切向长32～80μm，宽12～24μm。外侧木栓细胞为棕褐色。破裂或脱落，内侧木栓细胞淡棕色，较完整。栓内层约6～8列细胞组成，细胞长方形或长纺锤形，切向延长，排列紧密，无胞间隙。皮层由10～15列细胞组成，细胞呈类方形或长方形。维管束数目因部位不同而异。根末端约7束，中部12～13束，根上部约30束。韧皮部宽广，由薄壁细胞组成，筛管群散在。形成层明显，呈环状。木质部与根直径的比例为0.64～0.76。由导管、管胞、木纤维、木薄壁细胞组成。木质部束自中心向外呈放射状。导管近形成层处分布较密，向内渐稀少，常单个散在或2～3个相聚。导管内网纹、孔纹导管为主，其次为梯纹和具缘纹孔导管。导管分子长为120～400μm。直径为30～100μm。管胞梭形，狭长具缘纹孔，长为100～360μm，宽为20～30μm。木纤维多数，长为300～450μm，宽为20～32μm，单斜纹孔，微木化。木薄壁细胞呈类方形或长条形，壁稍增厚，具单纹孔。根中央有导管

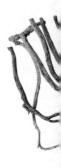

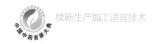

群4～5束。中央为髓部，髓小，由薄壁细胞组成。射线宽广，由薄壁细胞组成。韧皮部、射线、皮层中散在众多草酸钙簇晶，直径为20～45μm，韧皮部内侧靠近形成层处的薄壁组织中分布较密集。在纵切面中可见草酸钙簇晶2～12个纵向排列。

2.深紫续断根横切面结构

与续断的主要鉴别点是皮层和韧皮部中有少许裂隙，根中央有较大导管群1～5束。

3.日本续断根横切面结构

与续断的主要鉴别点是皮层窄，木质部导管近均匀分布，木纤维较长可达1000μm。

4.糙苏根横切面结构

与续断的主要鉴别点是皮层、韧皮部和薄壁细胞中无草酸钙簇晶，含有众多草酸钙针晶，无裂隙。

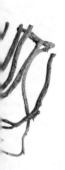

常见易混品种的显微特征检索表

1　皮层、韧皮部的薄壁细胞中有众多草酸钙针晶及少量棱晶，无簇晶。无裂隙

···糙苏

1　皮层、韧皮部的薄壁细胞中无草酸钙针晶及棱晶，有众多簇晶，有多少不等的

裂隙。

2　皮层窄，径向宽小于根半径的1/4，皮层和韧皮部的薄壁细胞中含有草酸钙簇晶，直径12～24μm，木质部无簇晶。木质部导管近均匀分布。木射线1～3列细胞。木纤维长可达1000μm ·················**日本续断**

2　皮层宽，径向宽约为根半径的1/3～1/2，皮层、韧皮部和木射线的薄壁细胞中含有草酸钙簇晶，直径16～48μm，木质部导管放射状分布。木射线宽广。木纤维长可达200～450μm。

3　导管近形成层处分布较密，向内渐稀少 ·················**川续断**

3　导管近形成层处分布较稀少，向内渐密集 ·················**深紫续断**

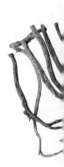

（四）理化鉴定

理化鉴定是利用某些物理、化学或仪器分析方法，鉴定中药材的真实性、纯度和品质优劣程度的一种鉴定方法。

续断主要含有三萜皂苷类、环烯醚萜苷类、生物碱类、挥发油类及其他化学成分。续断可以通过试管反应和薄层色谱进行鉴定。

1. 续断中皂苷类成分的鉴别

（1）样品制备　取样品约1g，置索氏提取器中，加乙醚20ml提取3小时。挥干乙醚后，加10ml甲醇提取4小时，过滤，弃去残渣，甲醇液备用。

（2）泡沫试验　取上述样品甲醇提取液2ml，水浴加热挥去甲醇后，加水2ml溶解。转移到试管中，充分振摇观察产生泡沫的情况，30分钟后仍不消退。

（3）硫酸试验　取上述样品甲醇提取液2ml，水浴加热挥去甲醇后，滴加硫酸2ml观察颜色变化，颜色由黄到红最后变为褐色。

（4）Liebermann–Burchard试验　取上述样品甲醇提取液2ml至蒸发皿中。水浴加热挥去甲醇后，滴加冰醋酸3ml溶解，转移至试管中，沿壁加入硫酸–醋酐（1∶9）试剂2ml观察界面，产生紫色环。

2. 续断中生物碱的鉴别

精密称取样品1.0g用浓氨水湿润，加三氯甲烷20ml回流提取4小时，冷却后转移至100ml分液漏斗中，用20ml 5%的盐酸分三次提取，合并提取液，浓缩至5ml。用生物碱沉淀试剂检查，若加入碘化铋钾，产生橘红色沉淀，若加入碘–碘化钾，会产生褐色沉淀，若加入硅钨酸，会产生白色浑浊。

3. 薄层色谱鉴别

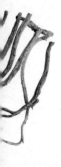

（1）续断中生物碱成分的鉴别　取样品粉末3g，加浓氨试液4ml，拌匀，放置1小时，加三氯甲烷30ml，超声处理30分钟，滤过，滤液用盐酸溶液（4→100）30ml分次振摇提取，提取液用浓氨试液调节pH值至10，再用三氯甲烷20ml分次振摇提取，合并三氯甲烷液，浓缩至0.5ml，作为供试品溶液。另取续断对照药材3g，同法制成对照药材溶液。照薄层色谱法（通则0502）试验，吸取上述两种溶液各5μl，分别点于同一硅胶G薄层板上，以乙醚–丙酮（1∶1）为展开剂，展开，取出，晾干，喷以改良碘化铋钾试液。供试品色谱中，在与对照药材色谱相应的位置上，显相同颜色的斑点。

（2）续断中皂苷类成分的鉴别　取样品粉末0.2g，加甲醇15ml，超声处理30分钟，滤过，滤液蒸干，残渣加甲醇2ml使溶解，作为供试品溶液。另取川续断皂苷Ⅵ对照品，加甲醇制成每1ml含1mg的溶液，作为对照品溶液。照薄层色谱法试验，吸取上述两种溶液各5μl，分别点于同一硅胶G薄层板上，以正丁醇–醋酸–水（4∶1∶5）的上层溶液为展开剂，展开，取出，晾干，喷以10%硫酸乙醇溶液，加热至斑点显色清晰。供试品色谱中，在与对照品色谱相应的位置上，显相同颜色的斑点。

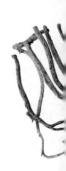

第5章

续断现代研究与应用

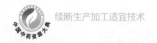
一、化学成分

（一）续断的化学成分

续断中主要含有三萜皂苷类、环烯醚萜苷类、生物碱类、挥发油类及其他化学成分。

1. 三萜皂苷类化合物

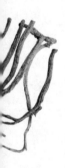

朱净民研究表明，迄今为止从川续断药材中分离出的21种三萜皂苷类化学成分，均为齐墩果烷型，苷元多数为常春藤皂苷元，少数为齐墩果酸皂苷元，分别在C–3位和C–28位连接不同的糖链。根据所连接糖基数目有一糖苷、二糖苷、三糖苷、五糖苷、七糖苷、八糖苷等。

1987年魏慧芬的等从川续断药材的醇提液的酸水解液中分离得到常春藤皂苷元。1991～1993年间，张允文等先后从川续断中分离出13个化合物，其中10个为三萜皂苷类成分。1993年杨尚君等从川续断的乙醇提取物中分离7个三萜皂苷类成分。1994年，魏峰等从川续断的乙醇提取物中获得2个新的三萜皂苷，分别鉴定为川续断皂苷F和H_1。

2. 环烯醚萜苷类化合物

据文献报道环烯醚萜苷类化合物主要有茶茱萸苷（cantleyoside）、当药苷（sweros ide）、马钱苷（loganin）、熊果酸（ursolicacid）、林生续断Ⅲ（sylvestrosideⅢ）、Dipsanoside C，Dipsanoside D，Dipsanoside E，Dipsanoside F，Dipsa-

noside G和当药苷。

3. 生物碱类化合物

文献报道有龙胆碱、喜树次碱、坎特莱茵碱。

4. 挥发油类化合物

据文献报道川续断挥发油成分中萜类较少，而酚类化合物较多。

5. 其他化合物

1996年杨尚军等从乙醇提取物的石油醚萃取部分分离得到两种脂肪酸成

分，分别为正二十五烷酸和正三十二烷酸。根据文献报道，川续断中还含有蔗

糖，β-谷甾醇、胡萝卜苷和乙二醇，还含有Fe、Mg、Zn、Cu等微量元素，且

微量元素铁的含量较多。

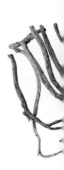

（二）化学成分的提取、分离及纯化

根据朱净民研究及综合分析续断所含化学成分的理化性质，可采取如下提

取方法：称取续断干药材15kg，先用4倍量的70%乙醇回流提取2小时，过滤，

残渣加入3倍量的70%乙醇再回流提取2小时，过滤，合并两次提取液，减压浓

缩至浸膏状。所获浸膏用水分散，采用系统溶剂萃取、大孔树脂柱色谱法分段

富集，再进一步应用硅胶色谱法、C18反相柱色谱法、Sephadex-LH20柱色谱

法、制备HPLC色谱法分离纯化。具体流程如图5-1所示。

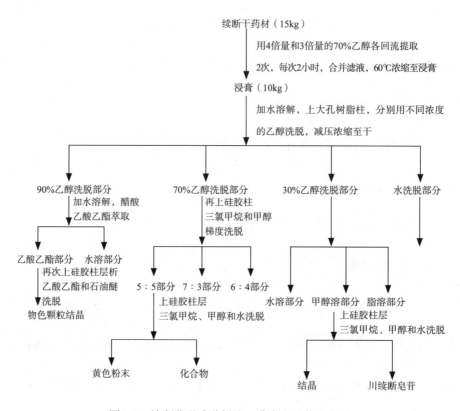

图5-1　续断化学成分提取、分离和纯化流程图

（三）不同产地续断药效成分的比较

卫莹芳等对不同产地续断的总皂苷和川续断皂苷含量进行研究，检测了

中国14个不同产地续断的总皂苷含量为2.20%～19.91%，川续断皂苷Ⅵ含量为

0.51%～10.14%，各产地续断中川续断皂苷Ⅵ和总皂苷含量差异较大，以四川、

云南和湖北产区含量较高，如表5-1所示。

表5-1　不同产地续断中总皂苷和川续断皂苷Ⅵ的含量

编号	产地	总皂苷含量／%	川续断皂苷Ⅵ含量／%
1	云南大理州鹤庆县	15.43	10.14
2	云南昆明菊花园中药材市场	11.05	4.16
3	湖北恩施州鹤峰县（野生）	19.91	3.49
4	湖北恩施州鹤峰县（栽培）	12.14	3.34
5	四川攀枝花市米易县	12.58	6.44
6	四川凉山州越西县	9.96	4.81
7	成都荷花池药市	2.20	1.05
8	重庆巫溪县	6.65	2.79
9	重庆铜梁县	11.42	5.43
10	甘肃兰州市	10.84	4.19
11	贵州安顺市紫云县	9.59	0.51
12	山东德州市	11.62	5.05
13	湖南张家界市	13.31	5.28
14	河南南阳市	9.87	1.62

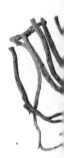

二、药理作用

续断具有抗菌消炎、增强免疫调节、防氧化抗衰老、促进骨折愈合及抑制子宫平滑肌的收缩等药理功效。川续断还有降低组织呼吸作用的基础代谢，提高氧利用率，增强心肌代谢应激能力，能减少自由基对机体的损伤，具抗氧化作用。有抗维生素E缺乏症，有止血、镇痛作用，能促进脓疡排脓及组织再生，

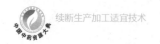

促进成骨细胞的增殖作用等。

（一）抗菌消炎作用

用乙醇提取液给大鼠灌服，能显著抑制大鼠蛋清性脚肿胀，二甲苯所致的小鼠耳部炎症，醋酸所致的小鼠腹腔毛细血管通透性亢进以及纸片所致的肉芽组织增生。对肺炎双球菌有抑制作用，并能抗维生素E缺乏症。还有杀灭阴道毛滴虫的作用。

（二）增强免疫调节作用

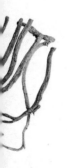

续断的水煎液经离心醇沉后的水溶性粗提取物中的多糖部分具有抗补体活性和刺激淋巴细胞的致有丝分裂，其中的蛋白质部分具有抑制巨噬细胞的吞噬作用。续断水煎液直接灌胃能提高小鼠缺氧能力，延长小鼠负重游泳持续时间，促进小鼠巨噬细胞的吞噬功能。可显著抑制DNCB所致的小鼠迟发型超敏反应，但却明显增强单核巨噬细胞吞噬活性，促进抗体形成，起到增强机体免疫防御功能。

（三）防氧化抗衰老作用

续断提取物对D-半乳糖型小鼠氧化损伤有改善作用，可明显提高模型小鼠脑组织SOD活性，降低脑组织和外周血中MDA的含量，同时提高模型小鼠学习记忆能力。川断能明显提高衰老小鼠的抗氧化能力，降低MDA的含量，对小鼠具有抗衰老作用。可显著降低小鼠肝脏LPO含量，增强血清SOD及GSH-R活力，具较强的抗氧化作用。

（四）促骨形成的作用

川续断总皂苷粗提取物与相当剂量（20g/kg）的水煎剂疗效比较（*P*>0.05），均能对大鼠骨损伤愈合有明显的促进作用。用切除大鼠双侧卵巢的方法建立骨质疏松模型，用计量学的方法研究了川续断水煎液对去卵巢大鼠骨质疏松的防治实验。结果表明，去卵巢可以增加骨转换和骨的激活率，加速骨丢失，服用川续断后可以使之逆转。川续断能促进骨折断毛细血管的开放量，改善局部血循环，促使血肿的吸收，促进软骨细胞增生，加速各型胶原的合成，促进骨折愈合。对成骨细胞也有促增殖作用。利用骨组织形态学技术研究了续断对实验性骨折愈合的影响，发现续断能提高成骨细胞的活性和数量，促进基质钙化，有加速骨痂生长和改造的作用，促进骨折愈合。

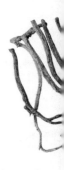

（五）对子宫的作用

续断总生物碱能显著抑制妊娠大鼠在体子宫平滑肌的自发收缩活动，降低其收缩幅度和张力，对抗0.25μg/kg催产素诱发的妊娠大鼠在体子宫收缩幅度和张力的增加，并具有对抗大鼠摘除卵巢后导致的流产作用。可显著降低妊娠大鼠子宫的紧张度，使子宫肌松弛。续断水煎剂对家兔离体子宫平滑肌有较强兴奋作用，表现为平滑肌吸缩频率增加，张力提高，多呈强直收缩状态。从川续断中提取的化学成分DA303能显著抑制未孕和妊娠大鼠离体子宫的自发收缩活

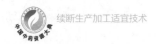

性。结果提示，川续断生物碱有望成为治疗早产、流产及痛经的良药。

三、应用

（一）临床运用

续断具有补肝肾，强筋骨，续折伤，止崩漏等功效。用于肝肾不足，腰膝酸软，风湿痹痛，跌扑损伤，筋伤骨折，崩漏，胎漏。其在中医临床上应用十分广泛，尤其在抗骨质疏松，抗骨折及产科用药等方面具有明确的生理活性；是骨伤科、风湿疼痛科等必备常用中药。

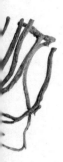

1. 治疗骨折

续断中的生物碱、挥发油、维生素E等具有促进组织再生作用。用续断可缩短骨折愈合时间，尤其是对于老年骨折及一些迟缓愈合的骨折有良好的效果。其机制是续断能促进骨折部位骨基质的钙沉积，提高骨痂质量，促进生长激素的分泌，对骨生长因素有调控作用，可提高BMP的含量，促进成骨细胞分泌TGF-β，对TGF-I的产生有促进作用。

2. 治疗跌打损伤

跌打损伤往往会使血行不畅，瘀血内阻，从而导致局部瘀肿疼痛。使用续断具有行血脉、活血祛瘀作用，可促进血行、消散瘀血，达到消肿止痛的目的。

3. 治疗骨质增生

续断甘温入肝肾，既能补肝肾，又能行血脉，故在治疗骨质增生病变时，重用续断效果良好。

4. 治疗子宫出血

临床上用续断旱莲汤来调理冲任，固摄肝肾，治疗更年期功能性子宫出血46例，痊愈30例，显效8例，有效5例，无效3例，总有效率93.5%。

5. 治疗流产

以续断为主，配以菟丝子、炒白术、党参等治疗先兆性流产110例，煎服1剂/天，10天为一疗程，有效率达96.4%。以续断为主，配以制狗脊、桑寄生、菟丝子等治疗习惯性流产50例，煎服1剂/天，疗程1～3个月，有效率为74.0%。

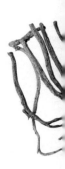

6. 治疗慢性盆腔炎

慢性盆腔炎是妇科棘手疾病之一，本病除原发病外，多伴有继发不孕，输卵管不通，月经不调等症。用丹香合剂灌肠加药渣腹部热敷治疗慢性盆腔炎70例临床疗效观察，治愈47例，好转12例，无效11例，总有效率84.3%。

（二）现代研究运用

续断除具有很高的药用价值外，还具有很好的保健作用，如续断茶、续断酒等，有些地方还将续断的新鲜根茎制成药膳，与肉类或骨头煲汤，很受人们喜爱。

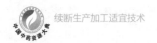

1. 续断茶

原料续断5g、红茶3g。用200ml开水冲泡后冲饮至味淡。功能为补肝肾、续筋骨、调血脉。用于肾虚腰背酸痛、足膝无力、遗精、跌打损伤、风湿痹痛。

2. 续断酒

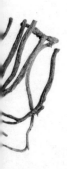

续断20g，当归尾20g，土鳖虫12g，泽兰12g，制乳香30g，自然铜（煅）20g，骨碎补30g，桑枝30g，桃仁12g，醋炒延胡索10g。将自然铜、延胡索研细，与其他药物共置瓷坛或玻璃瓶中，用白酒1000ml浸泡7日后，取上清液饮用即可。每次15～20ml，每日2次。有活血定痛、舒筋通络之功，用于骨折延迟愈合、骨折部位红肿硬结或皮肤晦暗清冷。

（三）市场应用前景

续断的高药用价值、独特的疗效以及较宽的用途，使其逐渐受到国内外医药市场的青睐。我国许多大型制药集团（厂）以续断为主要原料配伍开发了大量的新药、特药和中成药，如鹿茸续断散、续断丹、续断丸、寿胎丸、邱祖伸筋丹等。续断在治疗男性性功能方面有独特的治疗效果，自古以来就有"北有锁阳，南有续断"的说法，这些新产品和中成药投入市场后已成为抢手货，近年来市场价格是不断攀升，具有广阔的市场前景。

续断在中医临床上应用十分广泛，尤其在抗骨质疏松、抗骨折及产科用药等方面具有明确的生理活性；是骨伤科、风湿疼痛科等必备常用中药。每年都有上千吨续断商品加工成中药饮片或作为中成药的原料，应用于人们康复保健事业中。有些地方还将续断的新鲜根茎制成药膳，与肉类或骨头煲汤，很受人们喜爱。近年来，随着全球范围内"回归自然"浪潮以及人们对化学药品毒副作用的深入认识，国际市场对天然中药材的重视程度正在不断增加，川续断作为一种重要的中药原料，正逐渐被人们认识。21世纪是人类崇尚自然、开发利用天然药物资源的崭新时代。续断的开发利用前景极好。在保护资源的前提下，应加强药用植物的综合开发利用，其中扩大和利用续断药用部位是开发药物资源的一个重要方面。续断的尾须可加工为牲畜的饲料，以达壮筋骨抗御寒冬的目的。根据现今的研究，续断已开始用于食品的煲汤及酒制剂的开发中，同时人们已着手研究开发以续断茎苗作为饲料的产品。最近，卫生部还把续断列为药食通用品种，为续断在保健和功能食品中的应用提供了良好的前景。

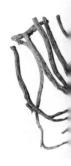

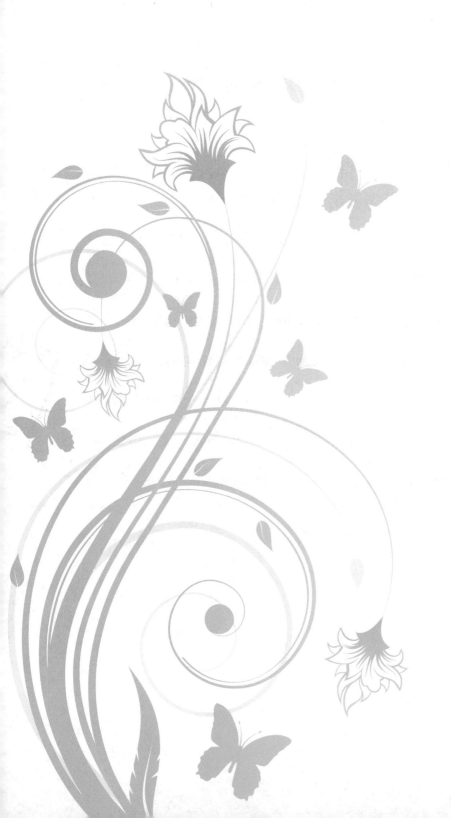

参考文献

［1］谢宗万. 中药品种理论与应用［M］. 北京：人民卫生出版社，2008：340-345.

［2］蔡少青，王璇. 常用中药材品种整理和质量研究［M］. 北方编第六册. 北京：北京医科大学出版社，2001：105-148.

［3］国家药典委员会. 中华人民共和国药典［M］. 一部. 北京：中国医药科技出版社，2015：329.

［4］王强，徐国均. 道地药材图典［M］. 中南卷. 福州：福建科学技术出版社，2003：170.

［5］赵志远. 最新中草药真伪鉴别实用大全［M］. 第一卷. 北京：中国电子音像出版社，2003：293-294.

［6］陈璞，赵华，贺雅琴. 续断HPLC特征图谱及3种活性成分的含量测定［J］. 中药材，2017，（06）：1373-1376.

［7］明. 兰茂. 滇南本草［M］. 第一卷. 昆明：云南人民出版社. 1975：356.

［8］杨莹，杜伟锋，岳显可，等. GC-MS法分析"发汗"对续断挥发性成分的影响［J］. 中成药，2016，38（10）：2222-2226.

［9］艾伦强，王玭，由金文，等. 续断种子质量检验方法研究［J］. 种子，2016，35（09）：122-125.

［10］刘佳玲. 川续断总皂苷的提取分离［J］. 内蒙古中医药，2016，35（10）：106.

［11］李天祥. 禄劝核桃林下续断仿野生栽培技术［J］. 农村实用技术，2016，（08）：19-20.

［12］杜伟锋，姜东京，吴瑶，等. 产地加工"发汗"对续断中异绿原酸A、异绿原酸B及异绿原酸C含量的影响［J］. 药物分析杂志，2016，36（05）：842-846.

［13］李亚霏，杜伟锋，姜东京，等. 续断产地加工"发汗"前后总皂苷及常春藤皂苷元的含量测定［J］. 甘肃中医药大学学报，2016，33（02）：51-54.

［14］汪文来，鞠大宏，刘梅洁，等. 续断有效成分药理学研究进展［J］. 中国医药导刊，2015，17（10）：1059-1060.

［15］徐绍忠，年金玉，杨志清，等. 续断良种繁育技术规程研究［J］. 农村实用技术，2015，（10）：30-32.

［16］魏庆红，胡雨，金传山，等. 不同加工工艺对续断质量的影响［J］. 中国药业，2015，24（18）：14-16.

［17］张芬，黄文华，孙欣光，等. HPLC测定续断中马钱苷酸、马钱苷和当药苷的量［J］. 中草药，2015，46（17）：2632-2634.

［18］何恩惠．续断的药理分析与中药配伍［J］．世界最新医学信息文摘，2015，15（66）：251.

［19］罗君，卿娟，张丽艳，等．续断生品与酒炙品HPLC指纹图谱及其成分差异分析［J/OL］．中药材，2015，38（03）：493-496.

［20］罗君，卿娟，张丽艳，等．不同炮制方法对续断浸出物及主成分含量的影响［J］．时珍国医国药，2015，26（04）：880-881.

［21］苟寒阳，杨昭武，李应军，等．续断规范化种植生产标准操作规程（SOP）［J］．现代中药研究与实践，2015，29（02）：8-10+14.

［22］王家葵，王一涛．续断功效与临床应用历史沿革考［J］．中医杂志，1992，（06）：49-50.［2017-08-09］．

［23］李燕立，艾铁民，傅桂芳．中药续断显微鉴别研究［J］．中国中药杂志，1993，（05）：265-268+317.

［24］艾铁民．中药续断原植物及续断属修订研究［J］．中国医药学报，1992，（02）：24-26.

［25］雷志群．续断等中药抗衰老作用的实验研究［J］．浙江中医学院学报，1997，（02）：39.

［26］纪顺心，吴雪琴，李崇芳．中药续断对大鼠实验性骨损伤愈合作用的观察［J］．中草药，1997，（02）：98-99.

［27］林先明，廖朝林，谢玲玲，等．续断种子不同贮藏温度对发芽率的影响［J］．湖北农业科学，2004，（06）：70.

［28］晏媛，郑萍．续断的药理学研究进展［J］．中医药研究，2002，（05）：53-54.

［29］范茜茜，葛庆，彭翠香，等．高效液相色谱法测定川续断中熊果酸、齐墩果酸、马钱苷和川续断皂苷Ⅵ的含量［J/OL］．中国医院药学杂志，2015，35（10）：935-938.

［30］卢赣鹏．500味常用中药材的鉴别［M］．北京：中国中医药出版社．1999，01：247-249.

［31］李征北．中药丹参及其伪品续断的鉴别［J］．基层中药杂志，2001，（01）：38.

［32］李莉．中药材续断和丹参的区别的研究［J］．科技资讯，2015，13（08）：240.

［33］张丹，陶燕铎，谈利红，等．渝产续断多糖超声波辅助提取工艺的优化［J］．湖北农业科学，2015，54（02）：431-433.

［34］王应玲，李艳君，张驰．恩施续断中含硒化合物体外抗氧化活性分析［J］．湖北民族学院学报（自然科学版），2014，32（04）：375-379.

［35］杜伟锋，贾永强，姜东京，等．基于近红外光谱主成分分析-马氏距离法的发汗与未发汗续断的快速鉴别［J］．中国中药杂志，2014，39（23）：4603-4607.

［36］杜伟锋，贾永强，姜东京，等．基于HPLC-ESI-MS法续断发汗前后的成分分析［J］．中草药，2014，45（22）：3251-3255.

［37］陶益，季德，蔡宝昌，等．续断炮制工艺和炮制机制的研究进展［J］．中国药房，2014，25（39）：3735-3738.

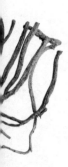

［38］魏升华，田红红，杨卫灵，等.黔产续断HPLC指纹图谱研究［J］.贵州农业科学，2014，42（10）：45-47.

［39］雷美艳，陈晓辰，马晓冲，等.基于ITS2条形码序列鉴定中药材续断及其混伪品［J］.四川农业大学学报，2014，32（03）：265-269.

［40］朱海琳，孟兆青，丁岗，等.响应面法优化续断中川续断皂苷Ⅵ的超声提取工艺［J］.世界科学技术-中医药现代化，2014，16（08）：1777-1783.

［41］白玫，胡生福，刘婧，等.中药续断的研究进展［J］.中外医疗，2014，33（22）：197-198.

［42］朱海琳，程宁波，孟兆青，等.正交试验优选续断的水提工艺［J/OL］.中国实验方剂学杂志，2014，20（17）：31-33.

［43］孙欣光，黄文华，郭宝林.续断的化学成分研究［J］.现代药物与临床，2014，29（05）：459-464.

［44］景莉君，王长梅，韦英杰，等.基于斑马鱼模型的续断抗骨质疏松活性部位筛选［J］.中药材，2014，37（04）：635-640.

［45］杨烨.中药材续断的种植技术［J］.农民致富之友，2014，（08）：187.

［46］杨紫刚，沈勇，孟珍贵，等.云南续断皂苷类化合物组织定位及质量评价［J］.中华中医药杂志，2013，28（12）：3663-3666.

［47］黎菊凤，陈锦富，唐少丽，等.HPLC法测定不同产地续断中常春藤皂苷元的含量［J］.中药新药与临床药理，2013，24（06）：606-609.

［48］王玲，曹森，常子倩，等.高效液相色谱法测定不同产地续断药材中木通皂苷D的含量［J］.武警后勤学院学报（医学版），2013，22（11）：985-987.

［49］马卫峰，周涛，江维克，等.续断居群主要活性成分的空间结构及地理分布规律［J］.中国中药杂志，2013，38（20）：3419-3423.

［50］姜吉刚.火焰原子吸收光谱法分析中草药续断中铜、铁、镉和锌的形态［J］.理化检验（化学分册），2013，49（09）：1086-1088.

［51］樊媛洁，翟永松，王满元.不同炮制方法对续断饮片中川续断皂苷Ⅵ，Ⅹ含量的影响［J］.中国实验方剂学杂志，2013，19（17）：22-24.

［52］江维克，艾强，周涛，等.贵州续断药材川续断皂苷Ⅵ含量的地理分布趋势分析［J］.贵州农业科学，2013，41（08）：19-22.

［53］牛银波，潘亚磊，李晨睿，等.续断防治骨质疏松的研究进展［J/OL］.中国药理学通报，2013，29（07）：892-894.

［54］刘振海，刘红，王少君，等.防治骨质疏松症常用单味中药实验研究概况［J］.环球中医药，2013，6（06）：473-479.

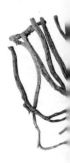

［55］曹桂侠，汪秀月，焦坤．高效液相色谱法测定续断饮片中马钱苷的含量［J］．安徽医药，2013，17（05）：768-769.

［56］杨中林，何执静．不同产地续断木通皂甙D含量比较［J］．中药材，2000，23（02）：68-69.

［57］杜伟锋，丛晓东，蔡宝昌．HPLC-ESI/MS法测定续断"发汗"前后绿原酸和川续断皂苷Ⅵ的含量［J］．药物分析杂志，2013，33（01）：112-115.

［58］杨紫刚，丁鲲，许刚，等．续断化学成分研究［J］．中药材，2012，35（11）：1789-1792.

［59］杨中林，刘双跃，秦民坚．不同加工方法对续断中Akebia Saponin D含量变化的影响［J］．中医药信息，2000，（01）：16-17.

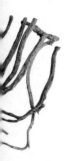

［60］艾强，周涛，江维克，等．续断种质资源的研究进展［J］．贵州农业科学，2012，40（08）：25-28.

［61］曾令祥，杨琳，陈娅娅，等．续断主要病害的识别与防治［J］．农技服务，2012，29（08）：942-945.

［62］章怀奋，方既明，阎红，等．续断配方颗粒中川续断皂苷Ⅵ含量比较［J］．中国药师，2012，15（08）：1205-1206.

［63］王一涛，王家葵，杨奎，等．续断的药理学研究［J］．中药药理与临床，1996，（03）：20-23.

［64］杨延平，杨勇．续断抗骨质疏松活性部位的筛选［J］．今日药学，2012，22（06）：342-344.

［65］谭伯森，李惠琴，黄凤婷．不同灭菌法对续断中川续断皂苷Ⅵ含量的影响［J］．现代医院，2012，12（04）：72-73.

［66］朱净民，李隆云，马鹏，等．续断的HPLC指纹图谱研究［J］．中国药房，2012，23（11）：1012-1014.

［67］杨紫刚，许刚，李龙根，等．云南续断药材HPLC特征指纹图谱研究［J］．中药材，2012，35（02）：206-209.

［68］刘永．全国不同产地续断中总生物碱的含量测定［A］．重庆药学会、成都药学会．2008年成渝药学学术年会论文集［C］．重庆药学会、成都药学会：，2008：2.

［69］李敬芝，张春凤，杨中林．HPLC法测定续断药材中常春藤皂苷元的含量［J］．中医药学报，2011，39（06）：62-64.

［70］季峰．丹参与伪品续断的区别［J］．国医论坛，2006，（03）：52.

［71］金奇，来平凡，杜伟锋，等．"发汗"对续断质量的影响［J］．中华中医药学刊，2011，29（12）：2636-2638.

［72］邓雅婷，刘莉，刘美佑，等．不同显色剂对续断皂苷含量测定的影响［J］．时珍国医国药，

2011，22（11）：2586-2587.

［73］魏德生，魏升华，周宁，等. 续断规范化种植生产标准操作规程（SOP）［J］. 现代中药研究与实践，2011，25（06）：15-18.

［74］何承鹏，王华磊，赵致，等. 贵州续断资源分布状况调查［J］. 山地农业生物学报，2011，30（05）：415-419.

［75］何娜娜，李慧，王东辉，等. 不同产地五鹤续断的同工酶研究［J］. 湖北民族学院学报（自然科学版），2011，29（03）：291-294.

［76］张丹，曹纬国，陶燕铎，等. 不同炮制方法对续断中总生物碱含量的影响［J］. 时珍国医国药，2011，22（09）：2242-2244.

［77］杨武德，彭娇平，冯静. 高效液相色谱法测定黔不同产地的续断中川续断皂苷VI的含量［J］. 中国医院药学杂志，2011，31（17）：1469-1471.

［78］李慧，丁莉. 不同生境条件下续断的光合特性研究［J］. 湖北民族学院学报（自然科学版），2011，29（02）：227-231.

［79］吴明开，何尧，宋德勇，等. 川续断规范化种植标准操作规程（试行）［J］. 湖北农业科学，2011，50（12）：2493-2498.

［80］李华鹏. 不同炮制方法和条件对续断化学物质群的影响研究［D］. 山东大学，2011.

［81］杨武德，姜辉，郭露玫. 黔产续断总皂苷和多糖含量的测定［J］. 贵州农业科学，2011，39（05）：73-74+78.

［82］谭洪根，林生，张启伟，等. 高效液相色谱法测定续断药材中川续断皂苷VI的含量［J］. 中国中药杂志，2006，（09）：726-727+739.

［83］汪霞. 发汗与不发汗续断的比较研究［J］. 浙江中医杂志，2011，46（04）：292-293.

［84］李慧，丁莉，武芸，等. 不同产地道地药材续断的过氧化物同工酶分析［J］. 江苏农业科学，2011，39（02）：279-281.

［85］许靖，邢丽，郑万有，等. 续断中有机氯农药残留的测定［J］. 中草药，2011，42（03）：502-504.

［86］艾伦强，李婷婷，刘海华，等. 续断种子生产技术规程［J］. 中国现代中药，2011，13（02）：17-19.

［87］韦英杰，贾晓斌，樊宏伟，等. 续断的色谱指纹及LC-ESI-MS分析［J］. 中国中药杂志，2011，36（02）：169-174.

［88］金奇，来平凡，张云，等. 续断炮制历史沿革与现代炮制研究进展［J］. 中国药业，2010，19（24）：11-12.

［89］吴春蕾，焦涛，张志锋. RP-HPLC法测定续断药材中的川续断皂苷VI［J］. 西南民族大学学报（自然科学版），2010，36（05）：784-786.

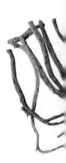

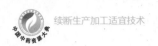
［90］纪俊元.常用中药材真伪对照鉴别图谱［M］.沈阳：辽宁科学技术出版社.2002，1：266-267

［91］程存归，吴小华，鲁云龙，等.续断饮片与伪品牛蒡根的FTIR区别鉴定及相关性研究［J］.中成药，2003，（05）：27-30.

［92］卫莹芳，刘永，谢达温，等.不同产地续断的质量比较［J］.华西药学杂志，2010，25（02）：173-174.

［93］刘永，卫莹芳，朱俊平，等.续断HPLC指纹图谱研究［J］.中药材，2010，33（03）：359-361.

［94］彭英，韦英杰，陈宁，等.HPLC-UV及ELSD法测定续断皂苷VI的比较研究［J］.中成药，2010，32（02）：267-269.

［95］曹越，彭维，苏薇薇，等.续断药材指纹图谱的研究［J］.中药新药与临床药理，2010，21（01）：50-54.

［96］刘永，卫莹芳，闫婕，等.不同产地续断中总皂苷的含量测定［J］.时珍国医国药，2009，20（11）：2767-2768.

［97］王秀军，杨明利，吴杰，等.续断的HPLC指纹图谱研究［J］.安徽农业科学，2009，37（26）：12364-12365.

［98］卫莹芳，刘永，王化东，等.全国不同产地续断中总生物碱的含量测定［J］.世界科学技术（中医药现代化），2009，11（04）：559-561.

［99］韦英杰，彭英，陈宁，等.续断皂苷活性成分的综合评价研究［J］.辽宁中医杂志，2009，36（05）：800-802.

［100］刘永.续断资源调查及质量评价研究［D］.成都中医药大学，2009.

［101］张金昕.杜仲和续断在骨伤科中的应用［J］.陕西中医学院学报，2009，32（01）：74-76.

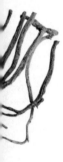

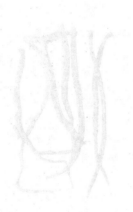